Meu irmão corre atrás dos dinossauros

Giacomo Mazzariol

Meu irmão corre atrás dos dinossauros

Minha história e de Giovanni,
que tem um cromossomo a mais

Paulinas

Dados Internacionais de Catalogação na Publicação (CIP)
(Câmara Brasileira do Livro, SP, Brasil)

Mazzariol, Giacomo
  Meu irmão corre atrás dos dinossauros : minha história e de Giovanni, que tem um cromossomo a mais / Giacomo Mazzariol ; tradução Roberta Barni. -- São Paulo : Paulinas, 2019. -- (Ponto de encontro)

  Título original: Mio fratello rincorre i dinosauri : storia mia e di Giovanni che ha un cromosoma in piu.
  ISBN 978-85-356-4552-1

  1. Biografias 2. Giovanni Mazzariol 3. Giacomo Mazzariol 4. História de vida 5. Síndrome de Down - Relações familiares I. Título II. Série.

19-28722   CDD-920

Índice para catálogo sistemático:

1. Histórias de vida : Relações familiares : Biografia 920

Iolanda Rodrigues Biode - Bibliotecária - CRB-8/10014

Título original da obra: *Mio fratello rincorre i dinosauri: storia mia e di Giovanni che ha un cromosoma in piú*
© 2016 Guilio Einaudi Editore s.p.a., Torino

1ª edição – 2019
1ª reimpressão – 2024

Direção-geral: Flávia Reginatto
Editora responsável: Andréia Schweitzer
Tradução: Roberta Barni
Copidesque: Mônica Elaine G. S. da Costa
Coordenação de revisão: Marina Mendonça
Revisão: Sandra Sinzato
Gerente de produção: Felício Calegaro Neto
Diagramação: Jéssica Diniz Souza
Imagens: Deposit Photos – ©belchonock, ©mrkarltapales e ©MisterElements

Nenhuma parte desta obra poderá ser reproduzida ou transmitida por qualquer forma e/ou quaisquer meios (eletrônico ou mecânico, incluindo fotocópia e gravação) ou arquivada em qualquer sistema ou banco de dados sem permissão escrita da Editora. Direitos reservados.

Cadastre-se e receba nossas informações
paulinas.com.br
Telemarketing e SAC: 0800-7010081

Paulinas
Rua Dona Inácia Uchoa, 62
04110-020 – São Paulo – SP (Brasil)
📞 (11) 2125-3500
✉ editora@paulinas.com.br
© Pia Sociedade Filhas de São Paulo – São Paulo, 2019

A Chiara e Alice, minhas irmãs,
e a Gió, meu super-herói

Todo mundo é um gênio.
Mas, se julgarmos um peixe
por sua habilidade de subir em árvores,
ele passará a vida toda
acreditando que é um idiota.
Albert Einstein

Ver um mundo num grão de areia,
e um céu numa flor do campo,
capturar o infinito na palma da mão
e a eternidade numa hora.
William Blake, *Augúrios da inocência*

Em suma, esta é a história de Giovanni:

Giovanni que vai tomar sorvete.

– Casquinha ou copinho?

– Casquinha!

– Mas você nem come a casquinha.

– E daí? Também não como o copinho!

Giovanni que tem treze anos e um sorriso mais largo que seus óculos. Que rouba o chapéu de um mendigo e foge; que ama os dinossauros e a cor vermelha; que vai ao cinema com uma amiga, volta para casa e anuncia: "Casei". Giovanni que dança no meio da praça, sozinho, acompanhando o ritmo da música de um artista de rua, e um após o outro, os passantes se soltam e começam a imitá-lo: Giovanni é alguém que faz as praças dançarem. Giovanni, para quem o tempo é sempre vinte minutos, nunca mais do que vinte minutos: se alguém sair de férias por um mês, ficou fora vinte minutos. Giovanni que sabe ser extenuante, brincalhão, que todos os dias vai ao jardim e traz flores para as irmãs. E se for inverno e não achar flores, traz folhas secas para elas.

Giovanni é meu irmão. E esta é também minha história. Eu tenho dezenove anos e me chamo Giacomo.

Anunciação

Primeiramente, quero lhes falar do estacionamento, porque foi lá que tudo começou. Um estacionamento vazio, como podem estar vazios certos estacionamentos aos domingos à tarde. Não lembro de onde estávamos voltando, talvez da casa da vovó, mas lembro a sensação, aquela sonolência satisfeita, o estômago cheio. Mamãe e papai sentados na frente. Eu, Alice e Chiara atrás. O sol brincava com a ponta das árvores e eu olhava para fora da janela, ou pelo menos tentava. Porque nosso carro, um Passat vinho com marcas de sapatos enlameados, sorvetes e sucos de fruta, que tinha transportado bolsas e carrinhos de bebê e milhões de sacolas de compras, estava tão sujo que não dava para ver muita coisa lá fora, pelo vidro. Digamos que o mundo, fora do Passat vinho, tinha que ser mais imaginado que outra coisa: era um sonho, daqueles que temos de manhã, pouco antes de acordar. E eu gostava demais.

Tinha cinco anos. Chiara sete. Alice dois.

Estávamos voltando da casa da vovó, como eu dizia, ou sabe-se lá de onde, e tudo levava a crer que aquele domingo acabaria como os outros – banho, sofá, desenhos animados –, quando, de repente, ao passar pelo estacionamento vazio de uma fábrica, papai deu uma guinada no carro, como se faz nos filmes para evitar uma explosão, e entrou ali. Pulamos numa lombada, levamos um solavanco. Mamãe se agarrou no puxador da porta e o olhou de esguelha. Esperei que dissesse algo, como: "Que deu em você, Davide?". Mas ela sorriu e resmungou:

– Bem que podíamos chegar em casa...

Papai fingiu que nem era com ele.

– O que foi? – perguntou Chiara.

– O que foi? – eu perguntei.

Mamãe bufou de um jeito esquisito e não respondeu. Papai tampouco.

Começamos a andar pelo estacionamento como para achar uma vaga, embora lá houvesse, sei lá, umas duas mil e quinhentas à disposição. Em todo o pátio só se via um velho furgão, lá no fundo, debaixo das árvores e com dois gatos deitados no capô. Papai continuou dirigindo, até que se decidiu por uma área em particular; uma em que, decerto, tinha notado algo de especial, porque freou de repente, fez a manobra e parou ali com precisão. Desligou o motor. Baixou o vidro. Um silêncio carregado de mistério, com cheiro de musgo, penetrou no carro. Um dos gatos do furgão abriu um olho, bocejou e ficou alerta.

– Por que paramos? – perguntou Chiara. Depois olhou em volta com asco e acrescentou: – ... aqui?

– O carro quebrou? – perguntei.

– ...? – perguntou Alice com os olhos.

Nossos pais suspiraram e se olharam, com um olhar que não consegui decifrar; entre eles havia uma energia estranha, um rio de confetes luminosos.

Chiara inclinou-se para frente, os olhos redondos como cerejas:

– Então?

Um corvo pousou na calçada, papai o observou, soltou o cinto de segurança e contorceu-se para ficar de frente para nós, com o volante enfiado nos flancos. Mamãe, com uma careta, fez o mesmo. Segurei o fôlego. Observei-os sem entender. Comecei a ficar secretamente agitado: o que significava aquela esquisitice toda?

– Fale você, Katia – disse o papai.

Mamãe entreabriu a boca, mas não saiu uma só palavra.

Papai anuiu para lhe dar coragem.

Então, ela suspirou e:

– Dois a dois.

Papai cravou seus olhos nos meus: "Viu?", disse com o olhar.

– Conseguimos!

Encarei primeiro ele e depois ela. Pensei: "Mas do que diabos estão falando?".

Depois mamãe tocou sua barriga, papai esticou-se e colocou sua mão sobre a dela e, no mesmo instante, Chiara cobriu a boca com as palmas e deu um grito:

– Não acredito!

– No quê? – disse eu, cada vez mais agitado por não compreender. – No que você não acredita?

– Estamos grávidos? – ela gritou, levantando os braços e batendo os punhos contra o teto do carro.

– Bem, tecnicamente – disse papai. – A única grávida é a mamãe.

Torci o nariz, pensei: "Estamos grávidos? Mas que raios...".
Então a luz começou a abrir caminho na minha cabeça, rolan-

do como um *skate* descendo uma ladeira e levantando poeira e folhas, ricocheteando contra as pedras, e:

– Dois a dois – disse mamãe. – *Dois a dois*.

Grávida. Filho. *Irmão*. Dois meninos. Duas meninas. *Dois a dois*.

– Dois a dois? – gritei. – Dois a dois?

Escancarei a porta, saí do carro e me ajoelhei no chão, cerrando os punhos como se tivesse acabado de marcar um gol de bicicleta. Levantei num pulo e dei um rodopio. Dei a volta no carro correndo feito um doido, fui até meu pai e tentei abraçá-lo, enfiando-me pela janela, mas eu era muito baixo e só consegui puxar uma orelha dele, tão forte que por um instante tive medo de tê-lo machucado. Voltei para dentro e fechei a porta. Não conseguia respirar de tanta felicidade.

– Eu vou ter um irmãozinho? – disse, ofegante. – Realmente vou ter um irmãozinho? Quando ele nascer, qual vai ser o nome dele? Onde ele vai dormir? Podemos matriculá--lo no basquete?

Mas ninguém estava me ouvindo, porque Chiara estava deitada no câmbio para abraçar a mamãe, Alice batia palminhas e papai estava se derretendo numa dança de pequenos movimentos dos ombros. Se tivéssemos enfiado uma tomada no carro naquele preciso momento, iluminaria o planeta todo.

– Então... é mesmo um menino? – gritei para que me ouvissem.

– Um menino – confirmou papai.

– Tem certeza?

– Tenho certeza.

Chiara estava muito feliz, sim. Alice, também, claro. Mas eu estava *decididamente* mais feliz que todos. Uma nova era estava prestes a começar, uma nova ordem mundial: papai e eu não seríamos mais minoria. Era uma coisa... *gigantesca*. Três meninos contra três meninas. A *justiça*. Não haveria mais votações desequilibradas para tomar conta do controle remoto, não haveria mais tempo perdido nas lojas, chega de vitórias fáceis sobre para que praia ir ou sobre o que comer.

E depois:

– O carro vai ficar muito pequeno – eu disse. – Temos que comprar outro.

Chiara arregalou os olhos e disse:

– Agora entendi por que estamos mudando de casa!

Nossos pais tinham acabado de começar a reforma de uma casa: tudo fazia sentido.

Eu disse:

– Eu quero azul, o carro.

Chiara:

– Eu quero vermelho.

– Azul!

– Vermelho!

– ...! – disse Alice, com os olhos, e aplaudiu sem entender, arrastada pela euforia.

O sol era uma gema prestes a derreter, o gato desceu do furgão e um bando de pássaros explodiu em revoada das árvores, desenhando no céu figuras enormes.

– E como vamos chamá-lo?

Fui o primeiro a levantar a questão, enquanto mamãe secava meus cabelos com o secador.

– Petrônio! – gritou o papai da sala, mastigando amendoins.

– Maurílio – respondi. Sabe-se lá por quê, esse nome sempre me fazia rir. Pensei que, se meu irmão não fosse muito simpático – o que é possível, já que o quociente de simpatia dos irmãos não pode ser encomendado –, bem, com esse nome, pelo menos, eu me divertiria só de chamá-lo.

– Nem pensar – disse Chiara. – Vamos chamá-lo de Pietro se for menino, Ângela se for menina.

– Chiara... – suspirei paciente.

– Sim?

– Já dissemos que é *um menino*.

Ela bufou, disfarçando.

Pensei estar certo: as meninas não se sentiam lá muito felizes com o empate e, talvez, ainda esperassem reverter o resultado.

– Então Pietro – repetiu Chiara.

Mas ninguém gostava de Pietro, nem de Marcello, Fabrizio e Alberto. Propus Remo como alternativa para Maurílio, mas não colou. Tentamos os nomes dos avós e os dos tios, mas nada. Parentes distantes, também não deu. Atores e cantores – *niet!* Assim, o tema ficou em suspenso. Eu fazia questão de escolher o nome certo para ele: seria o nome do meu irmão! Além disso, tinha que combinar com Mazzariol, que, no Vêneto, aliás, é o nome de um duende de chapéu pontudo e vestido de vermelho que faz desaforos aos que desrespeitam o meio ambiente; um daqueles personagens cujas histórias eram contadas pelos idosos nos celeiros, nas noites de inverno.

Mas, na exuberância dos meus cinco anos, pensei que certamente não é apenas o nome o que marca você. Não, não, outras coisas fazem de você o que você é, o que você será. Brinquedos, por exemplo. Por isso, não conseguindo conter a emoção e querendo ser útil, no dia seguinte pedi ao papai que me levasse para comprar um presente: tinha resolvido dar a meu irmão um bicho de pelúcia, seu bichinho de boas-vindas. Meus pais não se opuseram, e mamãe, aliás, pareceu bastante feliz que eu "tirasse o time de campo"; desde que haviam contado a novidade, eu não tinha parado de falar nem por um instante. Assim, fomos para minha loja preferida, uma antiga loja de brinquedos que eu gostava, porque, entre todas as lojas antigas, era a única que tinha cheiro de nova.

"Preciso de um bicho de pelúcia *bem legal*", pensei, alguma coisa que, quando meu irmão o visse, seria como se estivesse olhando para o espelho. Meus pais tinham me acostumado a verificar os preços, porque "dinheiro não dá em árvores", mas aquela era uma ocasião especial e disse a mim mesmo que talvez pudesse, sim, gastar um pouco mais: até mais que dez euros. "Um montão de dinheiro", pensei. Mas meu irmão merecia um bichinho de mais de dez euros. Aproximei-me das prateleiras. Concentrei-me nos animais. Havia coelhos, gatos, cachorrinhos. "Não", pensei, "ele não vai ser um sujeito que brinca com coelhos... vai estar mais para leões, ou rinocerontes, ou tigres, ou..."

Daí eu o vi.

– Aquele – indiquei para o papai.
– O que é? – perguntou, ao pegá-lo na mão.
Bufei por sua ignorância e ergui os olhos ao céu.
– Um guepardo – disse. E pensei: "Como é possível ser um adulto e não reconhecer um guepardo?".
– Tem certeza de que quer este?
– É *perfeito* – respondi.

E era. O guepardo. O animal mais ágil e veloz, majestoso, régio. Já o imaginava: meu irmão, *o guepardo*. Íamos brincar de pega-pega pelas escadas, faríamos emboscadas nas camas um para o outro, lutaríamos pela supremacia do banheiro e, mais importante de tudo, faríamos alianças: eu e ele à conquista do aparelho de DVD, dos biscoitos de chocolate, da quadra de basquete. Eu e ele. À conquista do mundo.

Passei aquela noite sonhando as coisas que iríamos aprontar juntos, eu e Guepardo. Imaginava o quarto coberto de pôsteres, as escritas nas paredes. Eu sempre teria seis anos a mais do que ele, a vida toda; faria tudo seis anos adiantado. Ia lhe ensinar um montão de coisas: a andar de bicicleta, *e* a como lidar com as meninas, *e* a subir nas árvores.

Nós, Mazzariol, somos extraordinários escaladores de árvores. Há gerações.

Foi por isso que, algumas semanas mais tarde, pedi a papai se podia ir com ele ver as obras da nossa futura casa e levei comigo uma lata de sementes que meticulosamente tinha reunido no almoço e no jantar durante toda a primavera. Alguém havia me contado que, se você guardar os caroços e as sementes das frutas e as plantar, iriam nascer árvores; e eu comecei a catá-las dos pratos. Nesse dia, levei-as comigo. Eram muitas *mesmo*!

Enquanto papai falava com os operários, sem ser visto, dei a volta na casa, abri o vidro e espalhei uma chuva de sementes naquilo que viraria o nosso jardim; esmaguei-os, cobri de terra, enfim, fiz tudo o que achei que precisava fazer para que vingassem. Então, voltei, entrei sorrateiramente no banco de trás do carro e fiquei esperando.

Mas, então, logo senti um medo terrível de que talvez eu tivesse jogado muitas sementes, e todas muito próximas entre si, e que um dia as árvores cresceriam enroscadas umas nas outras, contra a casa, e até dentro dela, e acabaríamos morando dentro de uma floresta.

Quando papai acabou de fazer o que precisava e entrou no carro, ligou o motor e me deu uma olhada pelo retrovisor, vi que franzia as sobrancelhas.

– Algo errado?

Papai sempre teve uma espécie de sexto sentido para minhas trapalhadas.

Mas, àquela altura, meu pensamento de muros arrancados pelos ramos tinha sido substituído pelo do Guepardo e eu vivendo na mais fantasmagórica casa-floresta. Aliás, numa casa nas árvores.

– Não, não – respondi. – Tudo bem.

Esfreguei as mãos nas pernas. Ele ligou o carro e partiu.

Nessa noite, levei comigo para a cama o pensamento sobre a casa nas árvores, que me acompanhou até o amanhecer.

Depois veio o nome. E veio no supermercado, porque é correto que seja assim.

Tínhamos ido fazer compras todos juntos. Andávamos pelos corredores com os carrinhos. Frutas, cereais, detergente. O rádio tocava uma música exótica e, enquanto Chiara e eu imitávamos uma dança havaiana que tínhamos visto na televisão, papai tentava enfiar no carrinho, sem que mamãe percebesse, barras de chocolate, amêndoas e biscoitos amanteigados.

– Por que não Giacomo Júnior? – eu disse, interrompendo a dança.

– Oi? – mamãe disse.

– Quero dizer... o nome do irmãozinho. Giacomo Júnior. Afinal, sou o irmão mais velho. Tenho algum direito nisso, não?

– Não.

– Como *não*?

– Não quero nomes estrangeiros.

– Giacomo não é um nome estrangeiro.

Mamãe levantou os olhos para o céu.

– Giacomo Segundo, então? Giacomo, o Pequeno? Giacomo, o Jovem?

– Pode parar!

– Pelo menos que comece com G. É possível um nome que comece com G? Resumindo, gostaria que você entendesse que somos irmãos. É um gesto de amor, o meu... – pus as mãos no peito e fiz aquele olhar de filhote, com carinha triste e tudo mais. Chiara fingiu vomitar no carrinho. – Gualtiero? Giancarlo, Gastone, Gilberto, Giuseppe, Girolamo...?

– São horríveis – disse Chiara.

– Pois é – disse mamãe.

– Guepardo, então! Podemos chamá-lo Guepardo?

Mas a essa altura já tinham deixado de me ouvir e discutiam sobre onde papai tinha ido parar, porque ele geralmente aproveitava nossos momentos de distração para ir atrás dos promotores das degustações e, fingindo-se interessado em comprar, varria tudo das bandejas, pior que um morto de fome.

Chegamos ao balcão dos queijos. Eu estava começando a suar. Tinha medo que nunca concordaríamos, que desistiríamos e, por fim, decidiríamos não lhe dar um nome. Um menino sem nome. *Ele*, para as professoras, *Você sabe quem*, para os colegas. *Ele* ou *Ei você*, para o futuro patrão.

– Ei, vocês dois, o que preferem – perguntou mamãe –, muçarela ou *stracchino*?

– *Stracchino* – disse Chiara. – Aquele da marca do Nonno Nanni.

E foi então que pensei: "Nanni é diminutivo de Giovanni...".

– Giovanni! – gritei. Mamãe e Chiara se viraram para mim.

– Meu irmão Joe!

Mamãe torceu o nariz.

– Não, desculpe, eu queria dizer Gió com *g*, não Joe. Giovanni. Meu irmão. O que acham?

– Eu gosto de Giovanni – disse Chiara, que, para mim, só concordava porque tinha sido ela a escolher o queijo.

– Bem, eu também gosto – concordou mamãe, e tinha uma expressão que parecia dizer: "Mas como não pensamos nisso antes?".

Assim, naquele momento, no corredor dos queijos do supermercado, cercado por provolones e queijos frescos, com uma musiquinha nos ouvidos e nosso pai desaparecido à caça de comida, o destino do nome do Guepardo foi decidido. O destino, no *stracchino*.

Àquela altura pensei que não havia muito mais a fazer. Em primeiro lugar, tinha comprado o guepardo de pelúcia que indicaria sua verdadeira natureza. Em segundo, tinha escolhido o nome. O que faltava? Nada. Esperar. O barrigão de mamãe crescia, a casa crescia, a floresta no jardim ainda não, mas havia tempo. O mundo parecia estar distribuindo maravilhas à vontade.

Mas, em vez disso...

Certo dia, num domingo – de novo um domingo –, voltando de não sei onde, talvez da casa da vovó, como sempre, passando em frente ao mesmo estacionamento deserto, papai guinou o carro de repente, se jogou lá dentro começou a procurar uma vaga que, como da outra vez, possuísse aquela qualidade indispensável para acolher tanto o Passat vinho quanto um novo anúncio.

– De novo? – disse Chiara.

– De novo? – eu disse.

– ...? – disse Alice com os olhos.

Por um segundo pensei: "Quer ver que são gêmeos? Ou então...". Arregalei os olhos. Não, não é possível... Papai escolheu a vaga, fez a manobra, desligou o motor. Soltou o cinto de segurança. Mamãe fez o mesmo. E antes que pudessem falar, implorei:

– Não, por favor. Não me digam que vocês estavam errados. Não me digam que é menina!

– Não – disse mamãe, com um sorriso especial que me acalmou. – Não erramos.

Dei um suspiro de alívio; àquela altura podiam dizer qualquer coisa, qualquer uma.

– E então por que estamos de novo neste estacionamento? – perguntou Chiara.

Mamãe e papai olharam-se como da outra vez – mas não *exatamente* como da outra vez – e ativaram aquela corrente, com os confetes coloridos *et cetera*, mas de uma cor diferente. Era como se estivéssemos ensaiando novamente a cena. O diretor tinha dito: "Tudo bem, tudo bem, mas preciso de mais *pathos*, entenderam? Quero vida, a verdadeira. A raiva e a felicidade. O passado e o futuro. O calor e o frio. Coloquem tudo aí de dentro. E de cada coisa, o seu oposto também".

Claquete.

E cá estamos.

O furgão enferrujado não estava mais lá, no seu lugar, um reboque azul coberto por uma lona. Nenhum gato nos arredores, dois corvos que brincavam de esconde-esconde. Era um dia de verão, o sol abria caminho para além de uma camada de nuvens e, nos galhos das árvores, as folham tremulavam. Passou um carro, o rádio com volume à toda, as caixas de som "bombando". Mamãe esperou que a música sumisse e falou depois:

– Temos uma coisa para lhes dizer... É sobre seu irmão.

Papai apertou-lhe a mão.

– Seu irmão... – disse, e fez uma pausa. – Bom, seu irmão será... especial.

Eu e Chiara nos olhamos, indagando-nos só com o olhar: "Especial, ela disse?".

– Como assim, especial? – eu perguntei.

– No sentido – disse papai – que será... diferente. Carinhoso, acima de tudo. Muito. Muitíssimo. E também sorridente e gentil. E tranquilo. E com seu, digamos, com seu próprio *tempo*.

Ergui uma sobrancelha:

– Seu próprio tempo?

– E outras coisas especiais, suas, que ainda não sabemos – sorriu mamãe.

– Então, é uma boa notícia? – perguntou Chiara.

– Não é *só* uma boa notícia – disse papai sério. Enrugou a testa de um modo engraçado e o carro começou a dilatar-se e esvaziar-se como se estivesse respirando conosco. – É muito mais – disse. – É uma notícia arrebatadora. – depois se virou e ligou o rádio.

Foi isso.

Naquele momento o que mais me espantou – o que me marcou naquele dia – foi essa coisa do rádio. Papai nunca ouviu muita música, porém tem essa paixão por Bruce Springsteen: se você lhe perguntar o motivo, ele diria que qualquer coisa que se pode dizer sobre a vida ou sobre a morte, sobre o amor ou sobre as escolhas, já foi dita por uma canção de Bruce Springsteen. Assim, ligou o rádio e dos amplificadores soprou o som pungente de uma gaita de boca, e o carro se encheu de melancolia. Springsteen começou a cantar *The*

River. E mesmo sem entender nada do que dizia – não sabia nem que era *The River*, a canção –, pois é, mesmo sem entender nada, me senti levado por uma torrente de emoções. Não saberia dizer o porquê, mas lembro, e lembro com uma intensidade inequívoca, que queria abraçar a todos. E talvez, de alguma maneira invisível, eu já os estivesse abraçando. Meu pai, porque era meu pai. Minha mãe, porque era minha mãe. Minhas irmãs... bom, sim, enfim, até elas eu teria abraçado. Por algum motivo.

Algo extraordinário estava para acontecer.

Naquela noite sonhei com um menino-guepardo com superpoderes. Se era especial, talvez tivesse superpoderes. "Uau", pensei no sonho. Meu irmão sabia voar. Meu irmão tinha três anos e era rapidíssimo, tinha os bíceps de um cara malhado e os ombros de um jogador de rúgbi. Eu estava aprisionado em um incêndio e ele se metia pelas chamas para me tirar de lá. Um grupo de terroristas da quarta série – da quarta B, para ser exato – tinha me feito prisioneiro, e ele arrebentava a parede para me salvar sem se machucar, como se seus ossos fossem revestidos de adamante (como os de Wolverine, para quem não sabe). Eu estava para ser devorado por um urso e ele, *tchan*, chegava, me erguia e me salvava; depois, voltava até o urso com uma bisteca. Para deixá-lo feliz. Meu irmão era luz, átomos, imprevisibilidade. Meu irmão se esquivava das balas e as flechas ricocheteavam no seu peito. Mas não era só isso. Atrasava-se para salvar o presidente dos Estados Unidos a fim de tirar um gato de cima de uma árvore. Jogava-se num rio para recuperar um barquinho de papel. Recolhia carrinhos caídos nos bueiros.

É isso.

Era alguém especial. Com o macacãozinho bem justo com o e de *especial* no peito. Três anos. Os cabelos *cheios de gel*, os olhos de Bambi e o abdome de um lutador de vale-tudo. Ele não falava: agia. E quanto mais se passavam os dias, mais minha mente enriquecia a palavra *especial* de nuances, cada uma ligada a uma única, pungente dúvida: por que razão ia nascer assim?

– Mãe?
– Estou aqui.

Entrei na cozinha com o bloco de notas no qual, com a ajuda de Chiara, tinha escrito uma série de perguntas. Estávamos só nós dois, sem Chiara e sem Alice; não lembro onde elas estavam. Mamãe cortava tomates, jogando-os numa tigela transparente; apanhou a cesta do pão e a colocou na mesa. O rádio tocava uma musiquinha alegre, infantil.

– Então? – ela disse.

– Bem... o que você comeu no dia anterior de te dizerem que você esperava o Giovanni?

Mamãe, que estava abrindo a geladeira, parou com uma mão na porta.

– Como?

Nesse momento papai entrou.

– O que está acontecendo? – foi até ela, a abraçou por trás e deu-lhe um beijo no rosto. – Já vamos nos sentar à mesa? O que é esse bloquinho, Jack?

– Perguntas.
– Sobre o quê?
– Meu irmão.
– Seu irmão?
– Sobre seus poderes especiais.
– O que você quer saber?
– O porquê.
– Por que o quê?
– Por que ele tem poderes especiais.

Papai resmungou e esticou os braços para trás para espreguiçá-los; ouvi o barulho de um ramo seco que se quebra.

– Entendo – disse. – E quais são essas perguntas?

– Bem... – olhei o bloco. – Perguntei à mamãe o que ela tinha comido à noite, antes de saber que teria o Giovanni.

– Certo! – papai se voltou. – O que você comeu na noite antes de lhe dizerem que você teria o Giovanni?

Mamãe coçou a cabeça.

– Não sei. Macarrão, acho. E talvez *radicchio*.

Concordei com a cabeça e fiz de conta que escrevia no bloco, coisa que eu, obviamente, não sabia fazer, já que iria começar o primeiro ano do Ensino Fundamental só no ano seguinte.

– E você – indiquei papai –, quanto você pesa?

– Oitenta quilos.

– Até parece... – explodiu mamãe.

– Oitenta quilos. – repetiu ele, impassível.

– E onde você estava quando mamãe lhe falou do Gió?

– No nosso quarto.

– No seu quarto. Interessante. E mamãe, do que fala o último livro que você leu?
– É a história de um...
– Ok, entendi, entendi, e acaba bem?
– Sim.
– Como eu pensava – disse eu, fazendo amplos movimentos com a cabeça e marcando cruzinhas ao lado das perguntas.
Mamãe pegou a salada e a serviu nos pratos.
– Podemos comer agora?
– Uma última coisa. É a mais importante. Você foi correr ultimamente?
– Giacomo, o que você acha? Com essa barriga?
– Foi passear?
– Sim.
– Com quem?
– Com Francesca.
– A mãe do Antônio?
– A mãe do Antônio.
Arregalei os olhos.
– Você foi passear com a mãe do Antônio?
– Fui, porque você...
– A mãe do Antônio acabou de ter um filho, né?
– Sim.
– Aquele que nasceu com os cabelos loiros e olhos azuis, apesar de todos na família terem cabelos e olhos escuros?
– É.
– Isso eu posso explicar... – disse papai, arqueando as sobrancelhas, com um sorrisinho estranho enviesado no rosto.

Mamãe o fulminou com o olhar, mas eu não estava mais prestando atenção. Não podia ser uma coincidência. Tinha ido passear com alguém que tivera um filho *diferente*. Isso sem dúvida havia de ter alguma coisa a ver com os poderes do Giovanni. Talvez fosse alguma coisa que as mães se transmitissem escondido, passeando. Ou falando. Ou, quem sabe, só com o olhar. Era uma questão de movimento – de velocidade? Ou teria a ver com o lugar e a estação? Minha cabeça era um fliperama cheio de bolinhas: cada bolinha, um pensamento. Sentei-me para comer e me servi duas vezes de salada, os olhos fixos, encaixados num ponto bem distante de tudo, além do tempo e do espaço. A vida era cheia de mistérios.

À noite, nos sonhos, tanto aqueles de olhos abertos quanto os de olhos fechados, imaginava meu irmão fechado num pacote – papel de presente, laço *et cetera*. Eu estava sentado no sofá e o pacote estava sobre os meus joelhos. Esse é o melhor momento: quando você tem o pacote nas mãos e ainda não o abriu. Nesse instante tudo é possível. Uma vez aberto, bem, o conteúdo é o que é: se você gostar, ótimo, se não gostar, fazer o quê? Mas quando está em suas mãos, o pacote, você o toca, sente o peso, tenta entender o que tem lá dentro (e você não sabe), aí sim: que maravilha! Algumas vezes, chego a pensar que é quase melhor não abrir os pacotes. Que é melhor continuar a imaginar.

Mas não é assim que funciona.

E afinal, no fundo, tem toda uma felicidade especial que deriva exatamente disso: abrir o pacote e expor-se ao mistério.

Durante o dia, olhava o barrigão da mamãe e pensava que ali dentro estava ele, Gió. Pensava que o chamaria assim pelo resto da minha vida, durante as brigas e durante os complôs, para chamá-lo para almoçar e quando precisasse de ajuda. "Ei, Joe!" Todos o chamariam assim, como na canção de Jimi Hendrix. E tinha certeza de que todos o chamariam muito, porque seria um sujeito que todos gostariam de ter por perto. Eu tocava o barrigão da mamãe, o cheirava e aproximava os olhos até divisar a trama da pele muito esticada; apoiava a orelha e esperava que chutasse.

Enquanto isso, o mundo ao meu redor – ao *nosso* redor – estava mudando. Uma casa nova, um carro novo e até um trabalho novo para papai. Giovanni trazia consigo um mar de novidades. Era uma fagulha, e nós a deixaríamos nos incendiar.

Para a casa nova – nosso belo sobradinho, com jardim, *aquele* jardim, que eu monitorava o tempo todo, esperando ver despontar os brotos da floresta – nos mudamos no início de dezembro. No dia da mudança, andei por todos os cômodos: os quartos no andar de cima, os banheiros, a cozinha, a sala. Rocei os dedos pelas paredes. Desci até o porão para xeretar na lareira. Tinha cheiro de madeira e tinta.

Fui procurar o guepardo de pelúcia nas caixas e o coloquei imediatamente a salvo em um armário.

A casa começou a encher-se com nossa vida, e o cheiro de madeira e tinta foi substituído pelo da família, das brincadeiras, da comida. Do inverno. Fazia frio. Até nevou algumas vezes, mas pouco. Nas paredes tínhamos pendurado os quadros e as fotos. Enrolei-me em cobertores no sofá. Luca, meu vizinho da outra casa, não estava mais ali, mas eu já tinha visto outras crianças por perto.

Certo dia entrei na cozinha e vi uma foto dos cinco: mamãe e papai, Chiara, Alice e eu, e tínhamos um ar tão alegre. "Não podemos deixar o Giovanni ver esta foto", pensei. E se a visse e pensasse que éramos felizes mesmo sem ele?

Então a peguei, fui ao meu quarto para recuperar um pincel atômico vermelho da pasta e sentei-me à mesa. Desenhei junto a nós, à esquerda, um homenzinho estilizado. Desenhei-o com uma cara redonda e com um sorriso de orelha a orelha. Coloquei a foto de volta no lugar e fiquei ali a observando, até que me dei conta de que faltava algo. Peguei-a de novo e desenhei um manto nos ombros de Giovanni. Uma capa. De super-herói.

Era sete de dezembro.

Lembro porque o Gió nasceu naquela tarde.

CENTO E OITENTA BICHINHOS

E aqui está ele. No novo berço. Na nova família. No velho macacãozinho amarelo que antes tinha vestido Chiara, depois a mim e por fim Alice. Do cobertor apareciam a cabecinha, no alto, e um pé, embaixo – e até aí tudo bem: cada coisa estava em seu lugar –, mas aquela cabecinha e aquele pé contavam uma história que eu compreenderia aos poucos. Estava a seu lado, com o guepardo que tinha comprado, mas, em vez de colocá-lo em seu berço, eu o segurava debaixo do braço, porque... bem, para dizer a verdade, não sei por quê.

– De onde ele veio? – perguntei a meu pai, sussurrando.

– Como assim, de onde veio?

– Não é deste planeta. É evidente.

– Nós falamos – disse ele, apertando meus ombros com uma mão tão quente e firme que, juro, teria sido capaz de ir a qualquer lugar no mundo, enfrentar qualquer coisa. – Tínhamos dito que ele era especial.

Concordei.

Em primeiro lugar os olhos. Os olhos eram chineses, ou venusianos talvez, não conseguia me decidir; ou de algum outro planeta com cristais luminosos despontando da areia e dez luas roxas no céu. Eu também tenho um formato de olho um pouco oriental e nisso dá para ver que somos irmãos, mas os dele eram realmente *muito* orientais. E também a nuca. A nuca era chata como uma pista de aterrissagem para navezinhas espaciais microscópicas; se ele ficasse de quatro, você poderia usar aquela nuca como bandeja. Mas nada me impressionou mais do que os dedos do pé que tinha deslizado para fora das cobertas e que ele movia com impulsos elétricos. Porque dedos, o Giovanni, naquele pé, tinha quatro. Ou melhor, intuía-se que potencialmente eram cinco, mas o quarto e o quinto – o *mindinho e o quarto pododáctilo* – estavam grudados. Como dois Kit Kat.

– E o outro... – eu disse, indicando –, o outro pé também é assim?

– Sim – disse papai. – Engraçado, né?

Dei de ombros. Não sabia se era engraçado. Para dizer a verdade, me impressionava um pouco. Mas, no fundo, pensei, até meu melhor amigo, Andrea – para ser exato, aquele que tinha acabado de voltar a ser o meu melhor amigo depois de um período de exílio, por culpa de ter convencido Lavínia, nossa colega, a declarar-se sua namorada e não minha –, bem, ele, só para dar um exemplo, não tinha os lóbulos: as orelhas saíam da cabeça esticadas e compactas. Todos somos diferentes, pensei, e o fato de ter um dedo a menos talvez permitisse ao Giovanni chutar a bola com maior precisão, como acontece quando usamos chuteiras sem costuras. Somos diferentes e a diversidade, às vezes, pode ser uma grande vantagem. Pensei naqueles anjos caídos na terra que têm de esconder as asas debaixo do sobretudo de lã, e em Scott Summers, um dos X-Men chamado Ciclope, obrigado a usar sempre óculos de sol. Giovanni usaria meias e sapatos, como todos, a não ser quando os tirasse bem no meio do jogo, na hora certa, para correr na borda da área e chutar a bola à sua maneira especial, deixando o goleiro atônito. Peguei o guepardo que estava debaixo do meu braço e o levantei para que ele o visse: coloquei bem na frente dos seus olhos.

– Tem que esperar algumas semanas – disse mamãe. – Agora ele ainda não enxerga.

– É cego também?

Ela riu.

– Todos os recém-nascidos são assim.

– Sério?

– Pois é...

Fiquei impassível. Aproximei o guepardo um pouco mais. Fiz de conta que lhe dava um beijo no nariz.

Seja lá como for, o fato de ser chinês ou de vir de um planeta oriental era o que mais me entusiasmava. Nos dias seguintes, cada vez que mamãe e papai o deixavam sozinho, eu aproveitava para falar com ele em *chino-japo-coreano*: produzia com a boca sons prolongados, compostos, sobretudo, de vogais. Plantava-me na frente dele, o olhava, dava um sorriso plástico de orelha a orelha e começava a modular ladainhas semelhantes a frequências de rádio.

Um dia papai chegou por trás sorrateiramente.

– Ficou louco? O que está fazendo?

Abaixei a voz, sem me deixar perturbar por sua ignorância.

– Estou tentando me comunicar – eu disse.

– Está conseguindo?

– Vai ser um trabalho demorado.

– Pois é.

– Mas antes ele reagiu.

– Sério?

– Sério.

– O que ele fez?

– Enfiou um dedo no nariz.

– Oh!

– Fez isso enquanto eu dizia *u* e *a*. Desse modo... – e disse: – Uuu-aaa-uuu-aaa.

Gió caiu na risada e enfiou o dedo na orelha.

– Viu?

– Então – disse papai –, você acha que *u* e *a* têm algo a ver com enfiar o dedo em algum buraco do corpo?

Concordei entusiasmado.

– Não é fantástico?

– Continue – disse ele. – Não desista.

Comecei a vigiá-lo. Estava absurdamente fascinado por meu irmão especial e tentava entender no que isso consistia exatamente. Assim que minha mãe o deixava por um segundo no carrinho ou em alguma outra parafernália usada por ele, assim que se virava para fazer algo, como arrumar uma gaveta ou outra coisa qualquer, eu baixava sobre ele como um satélite espião de *Guerra nas Estrelas*.

– Posso lhe fazer uma pergunta? – sondei mamãe numa tarde em que nevava lá fora. Ela estava no banheiro azul – o dos adultos, o banheiro proibido para os filhos, onde papai fazia a barba e ela passava creme –, e eu, deitado na cama, com o rosto apoiado na mão, observando o Gió, como de costume.

– Claro.

– Afinal, por que vocês o fizeram assim?

– Assim como?

– Chinês.

– É que nos foi oferecido sul-americano ou oriental, e hoje, você sabe, as lanternas vermelhas, os motivos florais, o *sushi* estão na moda – mamãe apareceu à porta do banheiro. – Você preferia que fosse mexicano?

Deixei-me cair no travesseiro, bufando.

– E depois – continuou ela –, afinal, não foi você quem fez aquela pesquisa sobre o motivo de o Gió ser especial? Você se lembra? As perguntas que você fez para mim e para o papai.... Sobre o que eu tinha comido no dia anterior, se tinha ido passear com a mãe do Antônio... E então?

– Então o quê?

– Não descobriu nada?

– Pouco – eu disse.

Mamãe saiu do banheiro e abriu o armário para pegar as toalhas.

– Giacomo... – disse, com a voz doce e ao mesmo tempo profunda, que ela usa quando há verdade verdadeira naquilo que vai dizer –, na vida há coisas que se podem controlar, outras é preciso aceitar do jeito que vêm. A vida é muito maior do que nós. É complexa e misteriosa... – enquanto dizia isso, seus olhos brilhavam: ela sempre tem esses olhos cheios de estrelas quando fala da vida; naquele instante também. – A única coisa que se pode escolher sempre é amar – disse. – Amar sem condições.

Nesse momento Chiara entrou no quarto e veio sentar-se na cama, ao meu lado.

– Até seu catarro? – perguntou, metendo-se na conversa.
– Porque amar o seu catarro, bem... à noite, quando ele dorme, parece um avião decolando. Quer dizer, já pensou? – e fez o gesto com a mão.

Era mesmo verdade: do berço do Gió, à noite, sempre vinha uma espécie de estrondo, mas, obviamente, isso não era um problema para ela, Chiara, que seria capaz de dormir no meio de um viaduto. Encarei-a com hostilidade. Não por nada específico. Só por uma questão de lealdade masculina.

– E a língua – disse Alice, que tinha se esgueirado pelo quarto, sem se fazer notar, e armado para nós uma espécie de emboscada por trás da cama. – Por que está sempre com a língua de fora?

De fato, aquilo também era verdade: sempre mostrava a língua. Pensei que talvez fosse longa demais para sua boca. Talvez ele seria o primeiro Mazzariol capaz de usá-la para tocar a ponta do próprio nariz. Nós éramos fraquinhos nisso. Não podíamos ser escaladores de árvores e também tocadores de nariz com a língua. Teria sido demais.

– Caramba! – exclamou mamãe, olhando para o relógio.
– É muito tarde. Temos que ir. Chiara, vá se arrumar. Alice, você também.

E saíram do quarto.

Não lembro o que tinham de fazer e por que eu não podia ir com elas. Sei somente que fiquei sozinho com o Giovanni. Voltei-me, o encarei e ele, de repente, arregalou os olhos, como eu nunca tinha visto ele fazer. Fixou seu olhar no meu. Nesse instante, senti um eco na cabeça, uma voz que provinha de dentro de um poço, que dizia: "Entendo tudo o que vocês dizem".

Levantei-me num salto.

– Foi você? – perguntei.

– Entendo tudo o que vocês dizem – disse de novo aquela voz.

– Você sabe se comunicar com o pensamento?

– Podem falar de mim – disse a voz. – Desde que falem – e riu.

Mamãe gosta de ler. Pela casa há livros em tudo quanto é canto: na mesinha da sala, na cozinha, nos parapeitos. Até no banheiro. Mas, geralmente, é o criado-mudo que corre o risco de desabar sob o peso das histórias ali acumuladas. Com o tempo, nomes como Hesse, Marquez, Orwell acabariam se tornando familiares, mas aos sete anos percebia só a largura da lombada, a cor das capas, o fato de que raramente havia figuras. Sempre fui atraído pelos livros. Creio que o amor pelos livros se transmite de pai para filho, no ar e na comida, além do exemplo. Enfim, acontecia com frequência de eu pegar um livro que mamãe largava por aí, só para balbuciar o título, passar o dedo no papel e, às vezes, sentir seu cheiro.

Por isso notei aquele livro.

Tinha uma capa azul, um azul desbotado e empoeirado, e eu o havia interceptado várias vezes, no quarto dela ou na poltrona da sala. Então, um dia que eu estava perambulando pela casa, acabei me aproximando e o pegando. Li o nome do autor, um estrangeiro, e também o título tinha uma palavra estrangeira, e eu sabia que era estrangeira porque tinha a letra *w*. "Nós não temos tantas letras *w* ou *x* na língua italiana", pensei. A palavra era *Down*. Eu a li pronunciando: *dovn*. Antes dela havia a palavra *síndrome*. Não sabia o que síndrome queria dizer, não sabia o que queria dizer Down. Abri o livro e, como acontece quando os livros têm páginas mais grossas, ele se abriu em uma fotografia.

Arregalei os olhos. "É o Giovanni", pensei.

Não, não era o Giovanni. Mas alguém muito parecido com ele – aqueles olhos, aquela cabeça, aquela boca. Não era o Gió, mas sem dúvida era alguém que vinha do planeta dele. Talvez, pensei, eu estivesse para descobrir o segredo de meu irmão. Continuei a folhear as páginas do livro sem entender nada, a não ser que era um livro de medicina. A palavra *doença* meteu-se em minha cabeça. Síndrome significava doença ou alguma coisa parecida. Cocei a testa. Tinha algo que me escapava. Peguei o livro e fui para a cozinha.

Mamãe estava fatiando pimentões na tábua com pequenos golpes secos da faca. Papai, sentado à mesa, lia o jornal, catando amêndoas de uma tigela. Junto dele estava Chiara fazendo a lição de casa. Entrei e apoiei o livro na mesa, dando também uma batidinha, como para dizer que se tratava de uma coisa importante, que parassem de fazer o que estavam fazendo e me escutassem. Papai levantou os olhos do jornal e ficou com a mão no ar, em cima da tigela de amêndoas. Chiara parou de escrever no caderno. Mamãe, de cortar. Um pedacinho de pimentão caiu no chão.

Procurei nos meus bolsos a voz mais profunda que eu tinha – que aos sete anos não é muita – e disse:

– O que é isso?

Papai fingiu que estava pensando, depois exclamou:

– Um livro! – e disse como se fosse uma coisa inteligentíssima.

Chiara caiu na risada.

– Eu sei que é um livro. Mas é um livro que fala do Giovanni. Há fotos de pessoas que se parecem com Giovanni. O que quer dizer síndrome? O que quer dizer *dovn*?

– *Daun* – corrigiu-me Chiara.

– Isso. O que quer dizer?

– É aquilo que seu irmão tem – disse mamãe, continuando a fatiar. – Uma síndrome descoberta por um médico inglês que se chamava assim, John Langdon Down. Decerto, antes dele já havia pessoas com essa síndrome, mas é graças a ele que têm um nome.

– Mas é uma doença?

– Não exatamente – disse papai.

– Giovanni está doente?

– A síndrome de Down é uma condição. Giovanni tem a síndrome de Down. Portanto, tenho que lhe responder que sim, podemos dizer, essencialmente, que Giovanni é diferente, mas...

Voltei-me para Chiara:

– Você sabia?

Ela fez que sim com a cabeça.

Senti-me ofendido e traído.

Papai esticou-se sobre a mesa e tentou pegar minhas mãos. Eu as tirei depressa, como se tivesse me queimado.

– Por que não me disseram? Por que sou pequeno?

– Não, não lhe dissemos porque a questão não é essa. Não é esse o ponto.

– E qual é a questão?
– O ponto, Giacomo, é que o Giovanni é o Giovanni. Não a sua síndrome. Ele é ele mesmo. Tem um temperamento, gostos, qualidades e defeitos. Como todos nós. Nunca lhe dissemos da síndrome porque nós mesmos não pensamos no Giovanni dessa maneira. Não é a *síndrome* – e fez as aspas com os dedos – que ocupa nossos pensamentos. Mas o Giovanni. Não sei se fui claro.

Olhei para ele sem responder. Tinha sido claro? Não saberia dizer. Nem saberia dizer se eu estava preocupado. Se eles não estavam agitados pela condição de Giovanni, por que eu deveria estar? E eles não pareciam nada agitados. Ao contrário. Havia uma tranquilidade particular naquilo que diziam e em como diziam, para não falar nos olhares, no modo de mover as mãos.

– É aquela questão do tempo? – eu disse de repente.

Papai enrugou a testa.

– Vocês disseram, quando falaram que ele era especial, que teria seu próprio tempo. O tempo tem a ver com esta história?

– Também tem – disse mamãe. – Ele será um pouco mais lento para aprender as coisas.

– Marco tem síndrome de Down? – eu disse, me referindo a meu colega de classe que ainda não tinha aprendido o alfabeto, enquanto eu sabia recitá-lo até de trás para frente.

– Não. Você não tem amigos com essa síndrome, Giacomo. Se os tivesse, você os reconheceria pelo rosto e todo o resto.

– Os olhos orientais?

– ... por exemplo.
– E o que mais?
– Como assim?
– A condição, quero dizer, ele vai ficar mal?
– Sua saúde será um pouco mais delicada.
– O que mais?
– Vai falar de um jeito estranho.
– A pronúncia?
– Não só. Vai ter dificuldade em expressar-se como você, só para dar um exemplo.
– Que mais?
– Não vai conseguir andar de bicicleta sem as rodinhas de apoio – disse papai.
– Jura?
– Juro.
– Subir nas árvores?
– Receio que não.
Arregalei os olhos, transtornado. Suspirei.
– Em geral – disse mamãe –, só significa que precisará de um pouquinho de ajuda. – pegou o pano de prato do gancho e o usou para limpar as mãos. – Só um tiquinho.
E pareceu que estivesse dizendo isso mais para si mesma do que para mim.
– Vai estar um pouco atrasado... – disse Chiara, que até aquele momento tinha ficado em silêncio, escutando, enquanto com a ponta do lápis desenhava minúsculas espirais na folha.
– Nós também chegamos atrasados na vovó ontem – eu disse.

– Não nesse sentido.

– Em que sentido, então?

Papai, que estava sentado a seu lado, começou a lhe fazer cócegas.

– Como um trem na plataforma – disse. – *Ciuf ciuf ciuf* – e com os dedos fez o caminho da sua barriga ao peito, até o pescoço. Chiara riu e se contorceu.

– Giovanni precisará de trilhos, exatamente como um trem, e nós seremos seus trilhos. E se estiver atrasado, fazer o quê? Afinal, se você estiver sentado do lado de uma bela moça loira, nesse trem, e com... – e fez gestos com as mãos em concha.

Mamãe chegou por trás e deu-lhe um peteleco.

Papai riu. Chiara ria. Então eu também comecei a rir. Tinha cheiro de molho a bolonhesa no ar, e lá fora o inverno batia contra as portas; um montão de perguntas na cabeça e um calor estranho na barriga. Tinha consciência de que não sabia tudo aquilo que acabaria compreendendo no futuro, mas também que não era importante. Estávamos juntos. E, no momento, era tudo o que eu precisava.

Uma tarde, algum tempo depois, a campainha de casa tocou três vezes. Lembro que estávamos só eu e papai. Eu estava acabando a lição de casa, ele lia as ofertas do panfleto do supermercado; agora éramos seis e, levando em conta que ele era o único trabalhando, era preciso tomar cuidado com as despesas. Então, papai tinha começado a estudar o andamento dos preços nos vários supermercados, assim como outras pessoas estudam a flutuação da bolsa, o preço do ouro ou o aumento da produção de café na Costa Rica. Afinal, ele é formado em Economia. Em todo caso, a campainha tocou e gritei:

— Eu atendo! — e corri para abrir.

Apareci na varanda. Na rua havia um furgão amarelo e diante dele estava um sujeito com um boné de beisebol, um bloco de notas numa mão e uma caneta na outra.

— Mazz... Mazzariol? — disse, conferindo seus papéis.

— Sim.

— Fraldas.

— Como?

— Suas fraldas.

Endireitei as costas, como se uma abelha estivesse para me picar o nariz.

— Fraldas? — repeti para mim mesmo. Disse: — Espere um segundo — corri para a cozinha. — Papai...

— O que foi?

— Fraldas.

— Como?

— Tem um furgão lá fora com um cara que diz que tem umas fraldas para nós.

— Umas... Ah! — e se iluminou. — Claro! Foram rápidos. Não pensei que chegassem tão depressa. Vamos.

Levantou-se num salto e saiu. Papai e o cara com o boné de beisebol apertaram as mãos. O cara do boné lhe deu antes um monte de folhas para assinar, depois foi abrir a porta do furgão. Fiquei atrás dele para ver e, quando abriu a porta:

— Uau! — exclamei em voz alta. — Por todos os bebês! É o maior estoque de fraldas que já vi!

– Você já viu muitos? – perguntou o sujeito com o boné.
– Mais do que você pensa – respondi. – Papai...
– Oi?
– São para a creche? – perguntei, porque papai trabalhava como secretário em uma creche.
– Não, são pra gente.

Caí na gargalhada, como se ele tivesse dito uma coisa muito engraçada, mas depois me dei conta de que ele não estava brincando, e a risada morreu. Olhei para ele de lado.

– Você está brincando, né?
– Não.
– Mas o que vamos fazer com tudo isso?

Papai suspirou.

– Receio que o Giovanni precisará de fraldas por muito tempo – e indicou a lateral do furgão, onde havia um bebê que sorria. – Comprando no atacado, economiza-se muito, então...

O cara de boné apareceu do fundo do furgão.

– Vocês me ajudam a descarregar?

Levamos quase meia hora, para lá e para cá, entre a rua e a cozinha – pacotes e pacotes e mais pacotes –, e quando o cara de boné, exausto, entrou no furgão e desapareceu, levamos tudo da cozinha para o porão – pacotes e pacotes e mais pacotes.

Por muito tempo usei as embalagens de fraldas do Giovanni para construir iglus.

Enquanto isso, o Gió crescia. A seu modo. Em seu tempo. Mas crescia. E melhorava numa porção de coisas, como, por exemplo, agarrar objetos; e por um longo, longuíssimo período, o mundo se dividiu entre agarrar e jogar. Não havia muito mais. Até aquele ponto tinha deixado realmente a desejar. Quero dizer: em agarrar as coisas. Até para apertar a chupeta ou a mamadeira era um problema. Mas quando, de repente, entendeu como funcionava esse negócio dos dedos das mãos, do polegar oposto, enfim, que podia ser usado para agarrar, então qualquer objeto tornou-se *agarrável* e, portanto, *jogável*. Entendemos logo que as duas ações não eram dissociáveis: se um objeto podia ser agarrado, então tinha que ser jogado.

Entre todas as coisas que podiam ser jogadas, a sua preferência recaía nos bichinhos de pelúcia – o guepardo tinha virado um guepardo voador –, mas em casa tínhamos uma dezena de bichinhos, e já que, entre agarrar um e jogá-lo, Giovanni empregava – sei lá – dez segundos, uma dúzia de bichinhos o mantinham ocupado, no máximo, por uns dois minutos. E afinal não havia lá muitas outras coisas que pudéssemos lhe dar para jogar.

Assim, uma noite, enquanto misturava o queijo no purê de batatas, eu disse:

– Precisamos de mais bichinhos. Fiz as contas e, para mantê-lo ocupado por meia hora, precisamos de cento e oitenta bichinhos.

Chiara disse:

– Se cada um de nós lhe der um a cada aniversário e a cada Natal, serão dez por ano. Quando for maior de idade, teremos acabado.

Papai estava levando a colher à boca e congelou com a mão suspensa no ar.

– Não é uma má ideia...
– Dar-lhe bichinhos até ele começar a fazer a barba?
– Não. Arranjar outros bichinhos.
– Como?
– Na creche. Na creche temos toneladas de bichinhos velhos. Estão no depósito, dentro de sacos.
– Maravilha! – exclamei. – Vamos cobri-lo de bichinhos!

E foi o que aconteceu. Alguns dias depois, papai voltou do trabalho com o carro cheio de sacos de lixo daqueles pretos dos condomínios. Desceu do carro, chamou a gente e disse para sairmos; abriu o porta-malas e, escancarando os braços como para receber um aplauso, indicou os sacos, quase como se esperasse ver os bichinhos de pelúcia saltarem para fora um por um, e dando passinhos em fila indiana ao longo da entrada. Levamos os bichinhos para dentro e os empilhamos no porão, perto das caixas de fraldas. Tinha de tudo. Elefantes e coelhos, monstrengos disformes e golfinhos. Mas, sobretudo, havia dinossauros. Os primeiros dinossauros. Agora não há nada, das profundezas dos oceanos até às do espaço, que para o Gió valha tanto quanto um dinossauro. Mas aqueles eram os primeiros, e é provável que sua paixão tenha começado ali. Eu fiquei triste porque o meu guepardo acabou se confundido no monte, mas acabei me conformando. A vida é assim. Nem todos os guepardos são para sempre.

Aqueles foram anos de descobertas contínuas. Giovanni era como um pacote de balas de todos os sabores: enquanto você não acabar, não vai saber qual é a melhor.

Veio a época em que fazê-lo comer era uma tarefa árdua: dávamos a papinha com a colherinha e ele cuspia. Não entendíamos o motivo. Estávamos sempre salpicados com a papa de Giovanni e tivemos de nos acostumar a vestir um avental antes de lhe dar de comer. Não que tivéssemos roupas a proteger, até parece, mas era uma questão de dignidade.

As pessoas ao nosso redor passavam o tempo todo nos fazendo notar que tínhamos uma cuspida da papinha do Giovanni na gola ou no ombro. O mais estranho, porém, era que a cada refeição só um de nós, sempre um diferente – *um ao acaso*, pensávamos – conseguia fazê-lo comer. Até que entendemos que não era assim, não era *um ao acaso*. Só conseguia fazê-lo comer quem ele queria. Se era o dia do papai, Giovanni cuspia até que papai se sentasse para dar-lhe de comer. Se era o dia da Chiara, ninguém conseguiria fazê-lo comer a não ser ela. E assim por diante, alternadamente, com cada um de nós.

Descobrimos que para fazê-lo adormecer era preciso deixar que arranhasse os seus dedos até que se formasse, ao redor das unhas, umas pelinhas para ele brincar. Que era capaz de se machucar, de se machucar feio, mas, mesmo que estivesse com um braço quebrado, bastava dar-lhe um beijo que estava tudo resolvido. Que aprenderia a andar bem mais tarde que as outras crianças, mas, no fundo, ninguém ligava, porque, em vez de caminhar, ele engatinhava, e engatinhava como o rei dos engatinhadores, de um jeito estranho, tipo Mogli, com o bumbum para o alto, e era quase mais rápido do que agora. E que, quando não engatinhava, se arrastava como uma lagarta e mesmo assim era veloz.

Quando íamos à missa, nós o deixávamos nos primeiros bancos, com aquele fraldão e o bumbum para o teto e, no fim, ele vinha até o fundo da igreja, certeiro, para o nosso colo. Uma diversão!

A igreja o deixava frenético, como estivesse num parque de diversões. Só uma vez conseguiu ficar quieto e imóvel: foi durante o funeral de vovô Alfredo. Tinha dois anos e meio. Nunca tinha acontecido de ele ficar tão quieto e concentrado por tanto tempo. Vovô Alfredo gostava um montão do Gió. Teimava em ler histórias para ele em voz alta, sentado na poltrona, certo de que de um jeito ou de outro ele seria capaz de entendê-las; e quando estava no hospital, tinha pedido aos médicos para ajudá-lo a viver o maior tempo possível, porque queria ficar mais tempo com ele, com o Giovanni.

No seu funeral, o Gió ficou quieto o tempo todo.

Em silêncio.

E ouvindo.

Como se alguém estivesse lhe contando uma história.

Todos os super-heróis dão cambalhotas

Passaram-se os primeiros três anos. Eu fui para o quarto ano do Ensino Fundamental e ele, finalmente, foi matriculado na creche. Não naquela em que papai trabalhava, mas em outra. Dois Mazzariol no mesmo lugar era algo altamente desaconselhável.

No primeiro dia, todos fomos levá-lo. Estacionamos diante da entrada e descemos do carro. Pela rua, pela calçada, havia um montão de crianças correndo, berrando, abraçando os pais, enquanto eles, os pais, falavam com as professoras e com outros pais e mães.

Nós não.

Estávamos silenciosos como diante de um mergulhador prestes a lançar-se do mais alto dos rochedos.

Papai pegou Giovanni no colo e deu alguns passos em direção ao portão. Depois se virou. Gió tinha uma expressão inesquecível, uma cara de homem sábio e experiente, como se a creche fosse uma trivialidade, pois coisas assim ele já tinha visto aos milhões. No colo do papai, Gió estava para entrar na escola, sua primeira escola. E estávamos ali, vendo-o ficar grande, e isso acontecia diante de nossos olhos, um pouco como o nascer do sol e o desabrochar repentino de flores do campo; e não vou negar que foi emocionante vê--lo desaparecer pela porta, empertigado, vestido de amarelo, vermelho, verde e azul, porque tínhamos decidido que cada um de nós lhe colocaria uma peça de roupa da cor que preferisse, assim ele nos sentiria por perto o dia todo. Giovanni. Sem fralda – havia muito pouco tempo tinha parado de fazer xixi nas calças –, mas sempre com seus olhos chineses, a nuca achatada e os sapatos ortopédicos, que eu não entendia bem para que serviam, já que ele ainda não sabia andar.

Era a primeira vez que passaria um dia inteiro sem ninguém da família.

De casa tinha levado consigo só Sapo, o sapo.

Bem, o fato é que eu, por anos, tivera um amigo imaginário. Chamava-se Bob. Era muito pequeno, da altura de um fio de grama, entrava nos quartos fechados para ouvir as conversas e fazia desaforos para os meus colegas, principalmente Antônio. Tinha falado desse meu amigo imaginário com o Giovanni: disse-lhe que ele me seguia para todo lado, até na escola, e que, se ele quisesse, eu estava até disposto a lhe emprestar. Mas ele não estava interessado em amigos imaginários. Ele é do tipo que gosta de tocar as coisas. Então, decidiu que seu amigo imaginário (mas real) seria Sapo, o sapo, e tinha resolvido levá-lo consigo para a escola, todos os dias. Se por acaso vocês estiverem se perguntando, uma vez que, desde esse dia, já se passaram muitos anos e ele agora já está no Ensino Fundamental I, bem, sim: ele ainda vai para a escola com Sapo, o sapo. Ou talvez seja Sapo, o sapo, que vai à escola com ele; não temos certeza de como essa relação foi evoluindo.

Lembro quando mamãe voltou para casa dizendo que as professoras tinham lhe contado que o Gió quis uma carteira com cadeira separada para Sapo, o sapo. E se pedia para ir ao banheiro, levava Sapo, o sapo. E que outras vezes, no entanto, era *somente* Sapo, o sapo, que precisava ir ao banheiro, e o Gió se fazia de intérprete, já que Sapo, o sapo, não falava nossa língua. O que era realmente extraordinário é que naquela época nem o Gió falava a nossa língua, a não ser que *butchiuguegué*, a palavra que ele mais usava, signifique algo.

As professoras também tiveram de aceitar que, para ir ao refeitório, era preciso fazer o Gió sair da classe meia hora antes, para lhe dar tempo de percorrer sozinho o corredor. Porque o Gió tinha botado na cabeça que queria chegar ali por conta própria, como todos; e não no colo da professora. Mas já que ainda não andava, o único jeito era dar-lhe bastante tempo para se arrastar e engatinhar.

Até que um dia aconteceu uma coisa. Valentina, a professora que tinha de acompanhar meu irmão enquanto ia para o refeitório, já tinha aberto a porta da classe e estava acabando de dizer algo a uma colega, coisa de um segundo; no entanto, quando se virou, o Gió tinha desaparecido. Fato este muito singular. Não que tivesse fugido, isso acontecia bastante, mas que tivesse realmente desaparecido: geralmente o encontrávamos dois metros adiante, arrastando-se e tentando andar. Como tinha conseguido sumir sem deixar rastro? Porque, bem, ele geralmente deixava muitos rastros: um cuspe, uma bela linguada, um sapato, uma criança aos soluços porque ele tinha se pendurado nela e a derrubara, vários brinquedos espalhados, pequenos armários derrubados. Mas daquela vez *nada*, *niet*, nem um fio de catarro em todo o corredor.

Enfim, como podem imaginar, a creche enlouqueceu. As aulas foram suspensas, foram chamados reforços, todo o pessoal foi envolvido na busca.

Era preciso encontrá-lo!

As professoras reviraram banheiros, quartinhos de despejo e cestos de lixo, até que a campainha do refeitório tocou e algumas professoras foram obrigadas a acompanhar as crianças para o almoço. A diretora já estava a ponto de ligar para nossa mãe e para a polícia, quando:

– Ei! – gritou Luca, um garoto da turma verde. – Olha ele aqui!

Luca era muito ligado ao Gió e estava sinceramente preocupado por seu desaparecimento, tão preocupado que fechou os olhos e fez um pedido: que o Gió aparecesse em seu prato no lugar do arroz. E assim foi. Bem, não que o Gió tenha *exatamente* aparecido no prato de Luca naquele dia. Mas, quando a senhora que servia o almoço se aproximou com o carrinho, coberto por uma toalha, eis que debaixo da toalha apareceu uma mão. Luca observou melhor e viu que Giovanni estava lá embaixo.

Aconteceu que o Gió tinha subido no carrinho largado no corredor e, sem despertar suspeitas – ou pagando pelo silêncio das cozinheiras –, tinha ficado ali embaixo, deixando-se transportar antes para a cozinha, para carregar a comida, e depois para o refeitório. O fato é que aquela foi uma das maiores descobertas na história da creche. Como Colombo com a América. Ou Fleming com a penicilina. Ou George Crum, o cozinheiro que, para se vingar do patrão, cortou as batatas tão finas e exagerou no sal a ponto de, sem querer, inventar as batatas chips, as mesmas que já naquela época o Gió amava acima de tudo, talvez até mais do que Sapo, o sapo. Em resumo, o carrinho tornou-se o micro-ônibus interno de Giovanni. Em geral, pegava o das 11h45. Se o perdia, porque não tinha acabado de colorir um desenho, optava pelo do meio-dia.

No segundo ano, no maternal, o ano da invenção do carrinho micro-ônibus, Giovanni começou a dizer palavras sensatas, a falar melhor e a eliminar os famosos *butchiuguegué*. Eu me convenci de que não podia ser uma coincidência: obviamente, naquela meia hora em que ele saía antes da sala para ir ao refeitório, bem naquele período, aconteciam coisas extraordinárias que permitiam às crianças aprender a falar de modo compreensível.

Contudo, o que não acontecia era ele ser convencido de participar das apresentações teatrais. O Gió ficava aterrorizado com o teatro, um dos eixos educacionais nos anos do maternal. Ficava apavorado com os espetáculos e, sobretudo, com seu público, aquela massa sussurrante de pais, avós e irmãos armados de filmadoras e celulares. Não havia modo de convencê-lo a cantar as canções com os colegas e, quando subia ao palco, a certa altura, acabava sempre fugindo e provocando um grande alvoroço, provocando o choro nas meninas e, para decepção dos pais, avós e irmãos, interrompendo a apresentação que a classe inteira tinha ensaiado durante muito tempo.

Apenas uma vez, as professoras o convenceram a ficar sentado, imóvel na última fila. O compromisso firmado –

assim nos pareceu intuir – era este: ele tinha o direito de ficar quieto e não cantar; em troca, se comprometia a não fugir. O Gió ainda não estava no Ensino Fundamental e já negociava como um corretor de Wall Street. Sempre teve um sexto sentido para os negócios.

Lembro que, antes da apresentação, as professoras nos chamaram de lado, nós os Mazzariol – mamãe, papai, Chiara, Alice e eu, que escrevo –, e nos disseram como numa espécie de reunião secreta, um misto entre o *time out* do basquete e aqueles rituais de grupo, nos quais as pessoas, antes de começar algo, juntam as mãos no centro e depois as levantam para o céu, gritando *slogans* e hinos.

Disseram:

– Olhem, levamos um tempão para convencê-lo. Agora, por favor – e enquanto diziam isso, juro, estavam com lágrimas nos olhos –, sentem-se no meio, misturem-se com os outros parentes e, absolutamente, *absolutamente*, não acenem para ele nem se façam reconhecer. Porque, de outro modo, e vocês sabem, assim que ele os vir, vai pular de pé para ir ao seu encontro, e não conseguiremos mais convencê-lo a voltar ao palco. Estamos entendidos?

Concordamos com silêncio religioso e militar.

– Seremos invisíveis – disse papai.

Fizemos como as professoras queriam: fomos nos sentar bem no meio da sala, escondidos na massa. Todos menos papai, que, naquela época, tinha uma barriga do tipo quinto mês de gravidez, e se a metesse ali no meio, não conseguiria sair sem fazer a fileira toda se levantar, e Gió acabaria vendo. Assim, disse para nós irmos, e que ele preferia ficar no fundo, ou do lado. Vimos enquanto se afastava, vestido de laranja e de bermudas. Eu sabia que dois minutos depois o veria jogar pega-pega com os irmãos das crianças do maternal, aqueles que não estavam nem aí para a apresentação. No fundo, ele também era uma criança, e também, para certas apresentações – quero dizer, aquelas em que a sociedade exige sua presença –, nunca deu a mínima. Mas isso é outra história.

Resumindo, a certa altura, as crianças entraram pela porta lateral e se enfileiraram no palco. Gió, ignorando as estratégias planejadas às suas costas, foi sentar-se na última fila, como lhe disseram para fazer.

A apresentação teve início. Estávamos com os olhos fixos em Giovanni, segurando a respiração, e ele, enquanto isso, olhava em volta, absorto em algum pensamento misterioso. Tudo corria muito bem. As canções se emendavam umas nas outras, já estávamos na quinta ou sexta, e não houvera nenhum problema, quando, durante um refrão, como atraído por uma radiação, sem motivo, o Gió ergueu o olhar e, pior do que se estivesse usando um visor de raio-X, com os olhos, penetrou entre as cabeças dos pais, dos avós e dos irmãos: e me viu. Eu, que já estava convencido de que era invisível, não estava muito atento: ele me pegou de surpresa. Viu-me e prendeu-me com aqueles seus olhos venusianos e... caramba, não fui capaz de resistir: levantei a mão e mostrei-lhe o dedão. Só isso. Apenas o polegar. Não queria cumprimentá-lo. Queria incentivá-lo, dizer-lhe "tudo ok, continue assim que está indo às mil maravilhas".

Que nada.

Nem deu tempo de eu abaixar a mão, e ele se levantou e saiu a mil por hora em nossa direção. Assim que o vi pular por cima da primeira fila de colegas, que, atentos às canções que cantavam e balançando como geralmente balançam as crianças quando cantam, com as mãos juntas atrás das costas, o olhar inocente e arrebatado, bem, assim que o vi sair à toda, compreendi o que tinha feito.

Gió, que tinha deixado de se arrastar e engatinhar, começou a pular por cima das pessoas com aquela que poderíamos definir como uma espécie de caminhada-corrida-cambalhota, tudo junto. A multidão se abriu, as pessoas se levantaram, as cadeiras se mexeram. Moisés, libertado da escravidão da apresentação, correu até sua família, e, enquanto desabava sobre nós para nos abraçar – e enquanto nós, em resposta, constrangidos e emocionados, nos abraçávamos a ele e uns aos outros –, começou no palco um canto solene.

Com o canto do olho percebi que todos nos olhavam. Alguns até pararam de filmar os filhos e viraram a câmera para nós. Uma senhora idosa colocou as mãos no peito e puxou um lenço para enxugar os olhos. Eu queria sumir num buraco e não sair nunca mais, sentia-me sufocar de tão constrangido. Foi naquele instante que papai, ainda absorto brincando de pega-pega no fundo da sala, percebeu o que tinha acontecido e também avançou na multidão – fazendo, se possível, mais estragos do que o filho –, nos alcançou e caiu sobre nós como uma avalanche. Tendo que me concentrar para não sufocar sob seu peso e não podendo mais permitir-me sufocar pelo constrangimento, senti-me como liberado.

A apresentação terminou. Logo depois dos primeiros aplausos, as crianças, inspiradas pelo Gió e tomadas por um forte impulso de amor, cada qual correu para abraçar os próprios pais, como se não os vissem há anos. Foi assim que, por nossa culpa – ou, se quiserem, por *minha* culpa –, o espetáculo se concluiu em catarse coletiva, banhada por rios de lágrimas.

Acho que nunca mais colocarei os pés naquele maternal.

Só para explicar, apresentações e público não eram os únicos medos do Gió. Ele tinha medo de inúmeras coisas.

De Papai Noel, por exemplo.

Eu sei, a pergunta é: como se pode ter medo de Papai Noel? Só para dar um exemplo, eu, por volta dos onze, doze anos, ainda acreditava em Papai Noel. O que significa que, se eu visse a cartinha endereçada a Papai Noel nas mãos da mamãe, como tantos afirmavam ter visto, em vez de parar de acreditar na existência dele, com toda certeza deixaria de acreditar na existência da mamãe. Mas não é para menos: o gordinho de vermelho é o único que lhe dá alguma coisa sem pedir nada em troca! A Befana[1] quer que você se comporte bem; do contrário, carvão. Ele não. Sempre faz vistas

---

[1] A Befana é uma personagem do folclore italiano. É uma mulher muito velha, feia (como uma bruxa), que voa numa vassoura e todos os anos visita as crianças durante a madrugada do dia de Reis. Em cada casa, enche as meias vazias que as crianças deixaram na lareira ou perto das janelas no dia anterior. A tradição diz que ela deixa guloseimas, pequenos presentes ou brinquedos para as crianças que foram comportadas durante o ano, ao passo que, para as crianças que se comportaram mal, deixa apenas carvão. [N.T.]

grossas. Um ano, por exemplo, me trouxe um presente, embora dois dias antes eu tivesse enfiado a caneta na mão de Andrea, que, apesar de ser meu melhor amigo, tinha mencionado o meu nome entre os que haviam lhe pedido a solução do exercício na prova de Matemática (o que era verdade, mas isso também é outra história).

Percebemos o medo do Gió quando descobrimos que todo ano tentava sufocar Papai Noel ou fazê-lo tropeçar.

Todo vinte e cinco de dezembro, dentro da xícara de café com leite deixada no console da lareira para o Papai Noel, encontrávamos um soldadinho, um bichinho, um carrinho de brinquedo, colocados de modo que não podiam ser vistos, para que ele os engolisse e sufocasse. Encontrávamos também bolas de gude de todos os tamanhos dispostas no chão, perto da janela ou dos outros lugares por onde ele poderia entrar.

Os medos do Gió eram muitos e estranhos. Subia as escadas de casa, mas as escadas do jardim não, nem as escadas rolantes; para não falar das escadas domésticas, aquelas para pegar as coisas no alto dos armários. Se você o colocasse sentado em cima da mesa, chorava e se jogava no chão de barriga, a ponto de se machucar. Mas, se ficasse em pé na mesa, não tinha problema. Na praia, quando entrava no mar, esperava que papai o carregasse da água até a toalha. Chegando lá, apanhava a areia e se cobria com ela, espalhando-a no peito e até na cabeça; mas andar sobre ela, nem pensar, porque o problema era tocar a areia com os pés, e não a areia em geral. E tinha a grama. A grama era o inimigo número um do Giovanni. Impossível convencê-lo a pisá-la, a não ser que fosse preciso recuperar um bichinho de pelúcia; só nesse caso esquecia o medo. Odiava o público, mas, quando tinha algo a dizer, queria a atenção de todos. Em compensação, não tinha os medos clássicos: de escuro, de monstros, de insetos.

Mas tinha medo dos objetos minúsculos.

Talvez por isso os colocasse no café com leite do Papai Noel.

O fato é que o Gió era realmente esquisito. E quanto mais eu crescia, menos eu entendia o porquê. Parecia-me ter voltado a ser pequeno, àquela época em que pedia explicações aos meus pais sobre tudo.

– Por que fazem guerra?
– Porque as pessoas deixam de se gostar.
– E por que as pessoas deixam de se gostar?
– Porque brigam.
– E por que brigam?
– Porque têm ideias diferentes.
– E por que têm ideias diferentes?
– Porque somos todos diferentes.
– E por quê?
– Porque de outro modo não seria divertido.

Assim, do mesmo modo, questionava meus pais sobre os problemas do Gió. Sobre seus limites, tão evidentes quanto o sanduíche com Nutella que eu comia de lanche. E questionava, sobretudo, a mim mesmo. Não me interessavam mais as causas, aquilo era coisa passada. Pensava, em geral, no seu futuro. Ele, que não conseguia aprender os números, como faria para comprar pão na padaria? Ele, que tinha levado anos para começar a falar – e sempre falaria mal –, como faria para escrever? Se não sabia nem contar nem escrever, nunca encontraria um trabalho. Perguntava-me por que precisou usar óculos tão cedo: nenhuma outra criança usava. Perguntava-me por que não ouvia nada, por que não entendia nada.

Sem dúvida – foi o que mais me perturbou – nunca poderia dar cambalhotas.

Descobri isso no dia que mamãe disse que o Gió tinha o pescoço fraco.

– Por que tem o pescoço fraco?

– Porque nasceu assim.

– E por quê?

Num segundo pensei em todas as cambalhotas que eu tinha dado, todas elas, e em todas que tinha planejado dar com ele. Até Alice e Chiara se queixaram do fato de que – caramba! – com o Gió não dava para fazer nada. Mas a preocupação delas era menor, porque não tinham que brincar de luta com o Gió. Eu tinha, e com frequência. Não podia continuar a lutar com papai, que só usava o golpe da lagosta – que no início é até divertido, mas, quando você entende que consiste em ficar sentado e abrir e fechar as pernas de maneira regular, e bem, fica um tanto previsível.

Enfim, a notícia para mim era grave, *dramática*. Fiquei pasmo. Era a quinquagésima coisa que não podia fazer com meu irmão. Além do mais, ele arremessava o PlayStation. E punha os carrinhos na boca, e também os bichinhos. Para lutar, não dava. E a grama o assustava. "Mas que droga!", pensei, "todos os super-heróis dão cambalhotas!" Que super-herói é ele, então?

Comecei a duvidar de que ele fosse um.

Comecei a pensar que a mim, seus poderes especiais, não agradavam nenhum pouco.

Numa tarde de outono, coloquei no DVD player um disco com imagens da família. Procurei aquilo que queria e, de repente, eu apareci na tela da televisão. Acho que tinha uns três anos. Estava perto da bicicleta da qual papai tinha tirado as rodinhas. Apertei o guidão e montei na bicicleta de um jeito que mais parecia ser uma Harley-Davidson. A rua em mau estado tornava a aventura mais árdua. O capacete estava firme. Papai atrás de mim, só para me dar segurança, porque eu sabia que ele não seria necessário. Equilibrei-me o suficiente para sair e pisei com força nos pedais. Comecei a me mover. Andei um metro. Depois mais um. Perdi o ritmo do pedal e balancei e quase caí. Mas não. Recuperei o equilíbrio. Um último instante de insegurança. Depois em frente, orgulhoso, em direção ao infinito e além. Tinha conseguido. Era eu ali, aos três anos, dono da rua, da bicicleta e das leis da dinâmica.

Era por isso que mamãe tinha gravado. Para fazer aquele sentimento durar.

Levantei-me e desliguei a televisão.

– Viu, Gió – eu disse. – Viu?

Giovanni estava deitado de barriga para baixo no tapete, segurando o queixo com as mãos.

– É seu irmão esse aí na televisão – eu disse. – Você entende? Sou eu. E era pouco menor que você. Viu como eu era bom? Já andava por aí sem rodinhas. E você? Quando vai aprender a andar de bicicleta com as rodinhas? É simples, droga, basta mexer as pernas. Não entendo por que você não consegue. Mas, tudo bem, vou te ensinar. Por enquanto vou colocar de novo o vídeo, ok?

Gió me olhava com ar de superioridade.

Respondi com um olhar cheio de amor fraterno.

– A bicicleta... – eu disse. – Dane-se se você fala mal, Gió. Dane-se se você não sabe contar, vamos encontrar soluções. Dane-se uma porção de outras coisas. Mas a bicicleta, Gió, pelo menos a bicicleta.

Meu delírio educacional foi interrompido pela campainha. Fui abrir. Era vovó Piera, que trazia vagens para o jantar. Coloquei o vídeo em que eu aprendia a andar de bicicleta mais umas duas vezes, ou talvez algumas mais, não sei dizer. Com certeza não mais que umas dez vezes, ao todo. O fato é que alguém tinha me dito que é possível aprender a fazer certas coisas vendo os outros fazerem.

Depois mamãe veio nos dizer que o jantar estava pronto.

Nos pratos, já colocados à mesa, havia vagens e carne. O prato do Gió era fácil de reconhecer: era aquele com a comida picadinha. Naquela noite, Chiara tinha cortado tudo. Desde que o Gió quase tinha morrido por causa de uma salsicha, nós irmãos assumimos a tarefa de cortar em pedacinhos tudo o que ele ia ingerir. Éramos tão devotados que até um objeto, se abandonado na área de corte, corria o risco de ser fatiado.

Não deixávamos escapar nada.

Por nada neste mundo deixaríamos que acontecesse de novo.

Gió sempre teve muitos problemas para digerir.

Quando pequeno, acontecia muito de ele vomitar o que comia. Ficava mal mesmo. Com o tempo aprendeu que, para vomitar, precisava correr para o banheiro, levantar a tampa do vaso e debruçar-se sobre ele. Às vezes, sentia só ânsia, mas corria para o banheiro assim mesmo e ficava ali, fingindo que lambia a água do vaso, ou até a ânsia passar ou vomitar mesmo. Por causa desse problema, tinha sido operado do estômago várias vezes.

A história da salsicha aconteceu na hora do almoço.

Estávamos à mesa. Todos, menos papai, que estava no trabalho. Chiara contava sobre um colega de escola de quem gostava, Alice, que tinha começado o curso de dança, estava eufórica e mamãe ria de algo que achara engraçado. As três falavam ao mesmo tempo e eu, que não tinha nada a dizer, escutava sossegado.

Enfim, estávamos distraídos com nossas coisas e não dava para ficar vigiando Giovanni a cada instante: também havia momentos em que ninguém estava prestando atenção nele.

Mas deveríamos ter prestado.

Porque o Gió, enquanto falávamos, pegou um pedaço de salsicha muito grande para sua garganta, um maldito pedacinho de salsicha que – sabe-se lá como – foi parar ao alcance de seus dedos, e o colocou na boca. E aquele pedacinho de salsicha escorregou em sua garganta, ameaçador. Era como um daqueles gigantes suarentos que se colocam na sua frente num *show* e acaba que você não consegue ver mais nada, e, talvez porque esteja apertado na multidão, até o ar começa a lhe faltar. E, de fato, aconteceu que o Gió parou de respirar.

Foi um sibilo sutil e venenoso que fez a gente se virar em sua direção. Giovanni já estava ficando roxo. Saltamos todos. Mamãe tentou sacudi-lo, gritando desesperada para fazer sair da garganta dele algo que ainda não sabíamos o que era. Eu, assustado, agarrei o telefone de casa para avisar papai, enquanto, tendo já tentado de tudo e não sabendo mais o que fazer, mamãe apanhou o celular para pedir a Nelly, sua amiga e nossa vizinha, que a levasse ao pronto-socorro.

Tudo ficou escuro.

Chiara e Alice choravam. Lembro-me do pânico. Lembro-me de que pela primeira vez entendi o sentido daquela palavra. Lembro-me de que mamãe chorava com o Giovanni nos braços. Não respirava mais e sua cor era a de um morto. Sentia a morte ao meu redor. Por ali, na cozinha, sob a mesa, na geladeira, no pão e no queijo e, sobretudo, no pedaço restante da maldita salsicha: em todo lugar havia morte.

Depois chegou a Nelly, e mamãe correu para fora. Por sorte o hospital não era longe. Aliás, era realmente perto. Entendi por que meus pais tinham se mudado para as vizinhanças do hospital. Meus pais foram muito espertos em prever tudo isso.

Não sei o que aconteceu depois.

Ainda hoje custo a pensar o que minha mãe deve ter sentido. O fato é que meia hora depois o telefone tocou. Era ela, ligando para nos tranquilizar e dizer que tudo estava resolvido, que o Giovanni estava bem. Ia ficar lá para alguns exames, mas ele ficaria totalmente bem. E foi assim mesmo, até porque, de outro modo, não poderíamos continuar a nossa história.

Mas naquela meia hora, lembro, nossa casa tinha ficado escura, como se fosse de pedra. Chiara, Alice e eu tínhamos ficado sozinhos, em silêncio: ninguém ousava falar, como se uma palavra errada pudesse ter efeitos irreparáveis. Chiara abraçava forte Alice, Alice abraçava forte Chiara e eu abraçava forte o aquecedor. Parecia que estávamos à espera de sermos arrebatados por um vendaval.

Tinha acontecido tudo tão depressa.

Antes daquele dia, pensava que o silêncio fosse ausência de barulho. Mas não, o silêncio é um som, e há silêncio e silêncio. Naquela meia hora, o silêncio falou comigo: me disse que o Gió precisava de mim, precisava *constantemente* de mim; e àquela altura eu entendi que, sem o Gió, eu não queria mais estar neste mundo. Seus problemas eram os meus. E os meus problemas? Desses eu cuidaria sozinho, sem incomodar; encontraria uma solução. Pelo menos, assim esperava.

Depois daquele dia, Gió não quis mais ir ao hospital, começou a ficar aterrorizado pelos médicos. Sua vida, porém, é repleta de idas ao hospital e não dá para deixar de ir. Mamãe é a única que consegue se entender naquele caos de papéis e documentos que são os relatórios médicos do Giovanni. Como gostamos de dizer, na nossa casa papai é o motor, nós, os filhos, somos as rodas e as engrenagens, e mamãe o combustível; ao passo que o Gió, não está nem aí, refestelado no banco do passageiro, ouvindo música, ultimamente só *Mica Van Gogh*, de Caparezza. Lembro que, quando o Gió era menor, mamãe sempre dizia que tinha de levá-lo aqui e ali, na fisioterapia, na musicoterapia, na fono-*algumacoisa*-ia. Eram nomes difíceis de lembrar, mas todos acabavam em -ia; então, quando ouvia mamãe gritar da porta de casa: "Vou a *algumacoisa*-ia", sabia que tinha a ver com o Gió.

Mamãe faria qualquer coisa pela gente.

Mamãe abriu mão do bacharelado, faltando apenas duas matérias para concluí-lo, para cuidar da família.

Mamãe lava, passa, limpa, arruma, cozinha; e as poucas vezes que, voltando da escola, não achamos o almoço pronto à mesa, ele está na geladeira, ou no forno, ou na panela. Mamãe é uma empreendedora. Investe cada dia em nós. Não investe dinheiro, mas tempo, horas, segundos. Vida. Até porque, dinheiro para investir, na casa dos Mazzariol não há muito.

Mas nós nunca percebemos isso realmente. Ou, ao menos, nós, os filhos, nunca percebemos. Às vezes imagino quantos pensamentos anuviaram a mente dos nossos pais nesses anos. Mas, se essas nuvens traziam chuva, bem, nós nunca soubemos: nem sequer uma gota caiu sobre nós.

Mamãe e papai sempre apanharam a chuva no lugar da gente.

Enfim.

Como dizíamos, a vida do Giovanni é constelada de consultas no hospital. Por exemplo, todo ano precisamos verificar o nível de sua deficiência. Existe um teste, uma entrevista e, dependendo do comportamento do Gió, os médicos estabelecem o grau de autonomia e, portanto, o benefício do Governo.

Na prática, durante o teste, seria o único momento em que o Gió deveria fazer aquilo que ele faz melhor: bagunça.

Uma vez eu também fui com ele. O médico com quem tínhamos consulta devia decidir a quantia do auxílio-invalidez, algo que, como devem ter entendido, tinha lá sua importância.

Entramos no consultório. O médico nos cumprimentou. Eu me sentei no sofazinho de canto, para não incomodar. Mamãe e o Gió, diante do médico. Parecia uma entrevista de trabalho, e no fundo era: o resultado da entrevista determinaria a admissão na Associação de Pessoas com Deficiência e o auxílio correspondente. Mamãe estava mais agitada que todos nós. Apertava com força o ombro do Giovanni como uma treinadora de boxe no canto do ringue.

O médico analisou em silêncio a papelada do teste e das consultas anteriores, resmungando consigo mesmo e fazendo estranhas caretas com a boca, que tentávamos decifrar como se fôssemos adivinhos. Depois, ergueu o rosto e disse:

– Muito bem, só mais umas perguntinhas.

Apanhou dois cartões nos quais estavam impressos alguns desenhos: no primeiro havia chamas, no segundo, um balão.

– De qual você tem que ficar longe? – perguntou.

Suspirei aliviado. Giovanni adorava fogo. Ao vê-lo, ficava incontrolável e se aproximava o máximo que podia.

Gió olhou para o médico. Olhou para os desenhos. Novamente para o médico. Novamente para os desenhos. Coçou o queixo para refletir. Puxou o indicador para fora e apontou o fogo.

"Quê?!?!", pensei. "Não pode ser. Mas por quê?"

O doutor concordou satisfeito.

– Muito bem – disse. – Muito bem.

Guardou os cartões e apanhou mais dois, nos quais estavam desenhadas umas figuras humanas, uma masculina e uma feminina.

– Você é menino ou menina? – perguntou.

"Grande!", pensei. Fazia anos que tentávamos lhe explicar isso, sem resultados.

Gió olhou para o médico. Olhou para os cartões. Novamente para o médico. Novamente para os cartões. Coçou o queixo para refletir. Puxou o indicador e apontou: o homem.

Quê?!?! Mas o que estava acontecendo? Eu sabia que ele não sabia, tinha sido puro chute. Tinha indicado um ao acaso: não havia outra explicação.

O sorriso na cara do médico ia se alargando cada vez mais.

– Quantos anos você tem?

Com essa, não havia como. Pelas suas contas, estava parado nos três anos.

Marcou sete com os dedos.

Mamãe ficou branca.

– Mesmo? – disse, espantada.

– Errou? – perguntou o médico. – A mim parece certo.

E começou a fuçar em seus papéis.

– Não, não. Está certo, de fato. É que...

O médico puxou da gaveta uma caneta e uma folha de papel no qual havia dois círculos pretos.

– Ligue as figuras – disse.

Em casa, se você lhe desse uma folha em branco, que unir dois pontos o quê! Ele começaria a rabiscar por todo canto, um caos, pior que depois de uma explosão. Ali, ao contrário, apoiou a caneta no primeiro círculo e, reto como se tivesse uma régua, ligou-o ao outro.

Depois o médico apanhou duas canetas hidrográficas e disse:

– Agora use a caneta vermelha para colorir o triângulo vermelho, e a verde para colorir o retângulo verde.

Ele obedeceu, como se não tivesse feito outra coisa na vida.

A situação degenerou a tal ponto que o médico e Gió começaram a contar piadas, a rir e a se dar cotoveladas: parecia tudo combinado. O que fez aumentar a pontuação no item *relatório*. Era de deixar pasmo. Mamãe e eu trocávamos olhares desesperados: quanto mais os segundos passavam e as perguntas se acumulavam, mais o dinheiro do auxílio se afastava.

Até que o médico levantou o olhar e disse:

– Veja, senhora, na minha opinião, nenhum benefício se faz necessário. Mesmo levando em conta o atraso, seu filho é perfeitamente autônomo. Continuem assim.

E era evidente que, ao dizer isso, ele tinha certeza de nos deixar felizes.

A MORTE DE MARAT

Há períodos nos quais o tempo é como uma tartaruga na areia. Em outros, é um guepardo na savana, sempre pronto a devorar sua vida. Os primeiros dois anos do Fundamental II passaram voando para mim; mal consegui reconhecer a pelagem bege e salpicada do bicho e já me encontrei catapultado no oitavo ano.

Do sexto e do sétimo anos, lembro a vez em que acertamos a Defelice com um golpe de zarabatana; quando o André Marongiu colou-se ao aquecedor com fita adesiva e ficou lá até convencer a Stasi a deixá-lo refazer a prova; e quando me tranquei no armário e, depois de cinco minutos, pulei bem na frente da Pidello, a professora de Arte, gritando: "Profa, Nárnia é linda!".

Além disso, pouca coisa.

Desde que vocês não considerem significativo o fato de eu ter escondido dos colegas que tinha um irmão; um irmão chamado Giovanni.

E não uma coisa do tipo: você não me pergunta, eu não lhe digo. Não, não. Foi assim: "Quantos vocês são em sua família, Giacomo?". "Cinco"; "Você tem irmãos ou irmãs?" "Sim, claro. Eu tenho duas irmãs"; "Abençoado entre as mulheres..." "Pois é!"

Então. É por aí.

Naqueles dois anos, a relação entre mim e o Gió tinha mudado completamente. Ou melhor, não que a relação entre mim e ele tivesse mudado, a relação entre mim, ele e o mundo havia mudado. No Fundamental I, eu nunca tivera nenhum problema em deixar o Gió invadir o território da minha vida ocupado pelos colegas de escola, amigos e por tudo o que, em geral, vem de fora da família. No Fundamental II, no entanto, isso se tornou um problema. O Gió não era mais meu irmãozinho com poderes especiais; de repente, tinha se tornado um alienígena, alguém cujo comportamento era fonte de constrangimento, alguém incompreensível, sobre o qual você sempre tem de se justificar.

Naquele momento da minha vida, o único dos meus amigos que sabia de sua existência continuava sendo o Vittó, meu melhor amigo, um colega do Fundamental I que eu continuava a ver, embora agora estivéssemos matriculados em escolas diferentes. Entre os colegas da nova classe, nem mesmo à Arianna eu consegui contar. Arianna. Arianna, que desde o primeiro dia do sexto ano exerceu sobre mim a mesma força gravitacional de um planeta com seus satélites: ela Terra, eu Lua. Eu mantive o Gió escondido até dela, apesar de seus olhos, apesar do sorriso, apesar de termos os mesmos gostos musicais.

Por que eu não contava para ninguém?

Racionalmente não saberia explicar.

Instintivamente sabia que podia ser... perigoso.

Como disse, cheguei ao nono ano quase sem perceber; mas que esse seria um ano diferente dos outros eu percebi num dos primeiros dias de aula, quando, no pátio, no final das aulas, enquanto eu estava ocupado destravando a bicicleta, aproximou-se de mim Pierluigi Antonini, chamado Pisone – Pisão: *Pi* de Pier e *ão* de narigão –, seja porque ele tinha um nariz comprido como uma ponte suspensa, seja, também, porque ele metia aquele seu nariz em toda parte. Todos o detestavam.

Em suma, era setembro, o primeiro mês da escola, o mês em que nada acontece, o mês em que ainda se carrega consigo o cheiro do verão, da praia, do bronzeador, e quem ousa começar a falar dos exames do final de ano merece ser amarrado a uma árvore, coberto com mel e deixado lá para alimentar as formigas.

Um dos meus meses preferidos, para dizer a verdade.

E então, nesse dia, como uma nuvem diante do sol, apareceu o Pisone. Eu estava agachado, mexendo no cadeado da Fosca, minha bicicleta, que, como sempre, estava emperrado, e, ao dar uma olhada para a frente, eu o vi chegando. Perguntei-me para onde estaria indo: geralmente os pais vinham pegá-lo à frente das escadas, embora ele morasse a duas quadras; não tinha bicicleta nem sabia usá-la. Nem por um segundo eu pensei que ele estava vindo falar comigo: a) porque nós mal nos conhecíamos e b) porque eu teria preferido colocar um tutu e dançar na frente da escola toda em vez de falar com ele. Eu estava com fome e amaldiçoando o cadeado; por isso, quando eu o vi ao meu lado, ergui os olhos do chão e por um instante fiquei mais atordoado do que qualquer outra coisa. Olhei em volta para me certificar de que não havia ninguém nos espionando. Por sorte, os meus amigos já tinham sumido.

– Oi, Giacomo – disse com sua voz estridente e melosa.

Notei que estava com um cachecol marrom-arroxeado e um casaco de lã. Eu estava de camiseta e quase suando. Disfarcei.

– Tenho que lhe dizer uma coisa – disse.

Bufei para que ele entendesse que não estava a fim de conversa.

– O que é Piso? Tenho que ir para casa. Não tenho tempo.

– Coisa rápida – disse. – Tem a ver com seu irmão.

Apertei os olhos, enxuguei a testa e me levantei do chão, deixando as chaves penduradas no cadeado da Fosca.

– Meu irmão?

– É.

– Que irmão? E o que você sabe disso?

– Um passarinho me contou...

Pois é, eu detestava as pessoas que começavam as frases com "um passarinho me contou"; esses passarinhos eram os que sabiam o que não deviam saber. Teria adorado atirar nesses passarinhos que sobrevoavam a escola.

– Um passarinho me contou sobre a doença de seu irmão.

Fiquei de boca aberta. Feito um peixe. Sua afirmação tinha levado um nanossegundo para chegar ao meu cérebro, mas levei meio minuto na tentativa de elaborá-la.

– Em primeiro lugar – respondi, quando encontrei forças –, não é uma doença – as palavras me caíam dos lábios feito pedras. – Segundo, não é da sua conta.

Pisone ajeitou o seu cachecol, ensaiou um sorriso plástico, enrugou o nariz, e imaginei que essa era a mesma expressão de quando, na classe, levantava a mão para dizer que, sim, claro que ele sabia a data da morte de Marat.

– Claro que é uma doença, e como é! – disse. – Fui buscar informações. Sabe como é, nas pesquisas eu sou o melhor.

– Também em se meter na vida alheia, ao que parece.

– Enfim, que azar – continuou como se eu não tivesse aberto a boca. – Eu sinto muito.

– ...

– Sobretudo – e fez uma expressão contrita –, sinto por essa coisa de eles terem vida curta. Pelo menos, foi isso que li...

Olhei-o como se olha para um faquir, quando engole a espada: estava tão pasmo com suas palavras que nem sequer consegui forças para quebrar-lhe a cara.

– Você também deve saber disso, não? Quero dizer, você é irmão dele. Você sabe que todos os que são *assim*... – e disse isso borboleteando com as mãos – têm poucos anos de vida, adoecem com frequência. E muito.

– ...

– E afinal, puxa vida, nem poderá ter uma família e nunca vai aprender a viver sozinho – e ele disse isso com uma expressão triste, que não dava para entender se era mesmo malvado ou apenas imensamente idiota. – Bom, fazer o quê, né? Mande-lhe meus melhores votos, ok?

E, então, deu-me um tapinha no braço, girou sobre seus calcanhares e, caminhando enviesado, foi-se em direção à rua.

Por alguns instantes não me mexi. Ele tinha dito realmente aquilo que disse? Tremendo de raiva, me agarrei ao cadeado que, por magia ou por simpatia por mim, resolveu abrir. Queria saltar na Fosca, alcançar o Pisone e passar por cima de suas costas. Considerei os motivos para não fazê-lo: advertência na caderneta, nota de má conduta, denúncia para a família. Pulei no selim, tomei impulso, pedalei com força para pegá-lo e o alcancei um segundo antes de ele virar na ruazinha, aquela logo depois do portão... e o evitei. De propósito. Cantando pneu. Tirei uma fina, de leve. Ele se virou berrando, estridente como uma mulherzinha a quem alguém levantou a saia, e eu segui em disparada para casa. Sem olhar para trás.

Infringi todas as regras de trânsito. Foi um milagre eu não ter sofrido um acidente. Talvez o destino não quisesse que eu perdesse a prova de Arte no dia seguinte, ou talvez já tivesse considerado o encontro com o Pisone um acidente bastante grave.

Chegando em casa, abri o portão e arremessei a Fosca no suporte de bicicletas. Aquela nem era a minha bicicleta, para dizer a verdade; um amigo de meu pai tinha nos dado, dizendo que era pequena para ele: mas como tinha parado de crescer fazia no mínimo uns vinte anos, levou vinte anos para perceber que era pequena?

Entrei na cozinha que emanava um perfume intensíssimo de manjericão. Manjericão era igual a pesto e pesto era igual a vovó Bruna.

– Oi, vó – eu disse, sem verificar se estava ali.

– Oi, Giacomo! Eu preparei para você o...

– ... pesto..., sei, obrigado...

Joguei a mochila atrás da porta e a jaqueta no cabide. A sapateira construída por papai estava vazia, e isso significava que eu era o primeiro da família toda a chegar em casa.

Suspirei aliviado: podia ficar um pouco sozinho antes de os outros chegarem. Deixei para trás o amarelo intenso das paredes da cozinha e o cinza esfumado da sala. O violeta do quarto de Chiara e o laranja brilhante do quarto de Alice eu mal os entrevi. Atirei-me no azul-marinho do meu quarto. Meu. E do Giovanni.

Entrei e tranquei a porta.

Era raro eu me trancar no quarto. Nossa casa não era de ter chaves nem portas trancadas. Não fazia isso desde a vez em que me recusara a estudar piano, porque tinha decidido que seria guitarrista. Ao contrário dos meus pais, que pensavam que me tornaria um Danny Boodman T. D. Lemon Novecento,[2] talvez porque tivessem se apaixonado com o fundo musical das notas dos *Noturnos* de Chopin.

Respirei profundamente. Apoiei as costas na porta e olhei à minha volta. Meu quarto. O meu mundo. Eu e aquele quarto éramos uma coisa só. O azul-marinho das paredes era recoberto de pôsteres: Michael Jordan, Allen Iverson, Jason Williams, Thom Yorke, Steve Jobs, o Che, Mr Nobody, Dave Grohl, Joe Strummer, o Coringa. O meu imaginário em formato cinquenta por setenta. O armário no qual estava encaixada a escrivaninha estava recoberto de adesivos. Não havia lógica nenhuma. Eu colava qualquer coisa. Gostava de símbolos, de logos, de frases. Não comprava os adesivos... eu os encontrava por aí, trocava com os amigos, achava nas páginas das revistas, vinham na sacola, quando se comprava

---

[2] Aqui ele se refere ao protagonista do livro "Novecentos" de Alessandro Baricco (*A lenda do pianista no mar* é o título do filme que derivou do livro). [N.T.]

a camiseta do Led Zeppelin, estavam empilhados nas mesinhas dos centros comunitários, ou eram deixados nas muretas da pista de *skate*. Os adesivos eram vida, tempo, movimento: se você tinha muitos adesivos, queria dizer que você vivenciava a rua. E, afinal, qualquer um podia comprar um armário branco fabricado em série, mas ninguém o decoraria do mesmo jeito: os adesivos tornavam meu mundo único. Lembro que tinha mesmo uma necessidade desenfreada de deixar um sinal, de sujar o que tocava para mostrar que valia algo, que existia. Precisava colocar o A de anarquia na maçaneta da porta. Precisava da senhora Fletcher em versão psicodélica me encarando. Precisava de um relógio se derretendo ou de um cachimbo que não era um cachimbo.

Nesse período, eu pensava, e pensava sinceramente, que aprenderia mais pregando a imagem de um sujeito que puxa um maço de flores em vez de um *molotov* do que estudando Petrarca.

Sendo assim, a primeira coisa que se notava entrando no quarto era o aparelho de som. Um Philips de 75 Watts que se destacava no centro da prateleira, bem na frente da porta, cercado por uma cascata de CDs, quase todos copiados, e por livros como *Na natureza selvagem*, *Dom Quixote*, *As viagens de Gulliver*, *Siddhartha*.

Então, tudo isso era eu. Cada objeto, um pedacinho de mim. E fiquei um pouco ali, de costas contra a porta, observando-me.

Deixando o olhar deslizar para o outro lado do quarto, onde estava a cama do Giovanni, vi algo que ainda não tinha notado: Gió estava me imitando. Recortava imagens de animais, colava figurinhas de monstros, acumulava bichinhos de pelúcia e livros de colorir. Expunha as bolinhas de borracha da mesma maneira em que eu expunha os troféus de basquete. Tinha um pôster de *Madagascar*. Tinha o mesmo número de livros que eu. No lugar de *A revolução dos bichos* tinha *Os bichos da fazenda*.

Mas, depois das palavras do Pisone, não conseguia pensar, *ver* o quanto éramos parecidos: apenas o quanto éramos absurdamente diferentes.

Pus para tocar *Stadium Arcadium*, do Red Hot Chili Peppers, e me deitei na cama, as mãos atrás da nuca, ainda de sapatos, os olhos para o teto de onde Zack de la Rocha, o cantor do Rage Against the Machine, apontava para mim, com seus *dreads* esvoaçantes, e apertava na mão o microfone e meu coração.

Nesse instante, com o estômago implorando macarrão com pesto e o narigão de Pierluigi ainda vívido na mente, fechei os olhos e pensei em meu irmão. Voltaram à minha mente todas as dúvidas, os porquês, as perguntas que nos primeiros anos do Fundamental II eu tinha sepultado numa terra distante. Ou pelo menos fora do meu quarto.

Para Gió era simples. Ele não entendia. Ele estava dentro de um trem, com as janelas fechadas e as cortinas abaixadas, inconsciente da chuva que ia chicoteando os bosques.

Não tinha ideia de si.

Mas eu tinha.

Eu sabia. Sabia tudo.

Depois de ter rastejado no humo da consciência durante dois anos, uma série de perguntas vieram por fim me assediar. Como eu poderia conviver com a fragilidade do meu irmão? Como eu poderia ser feliz sabendo que ele nunca teria uma namorada e talvez nem amigos, amigos como os meus, nem em quem confiar, com quem discutir – como eu faria?

Eu conseguiria administrar minha vida, cuidando também de seus problemas, ajudando-o a animar-se, quando ele descobrisse quem realmente era? E como eu faria para conviver com o medo de vê-lo sofrer, de vê-lo morrer? As palavras do Pisone, como uma centelha, tinham atado fogo numa série de pensamentos muito tristes, e agora a fumaça do incêndio estava nublando minha vista.

Percebi, nesse dia, que havia muito tempo tinha deixado de me fazer perguntas.

E que tinha parado de me fazer perguntas por medo das respostas.

O meu equilíbrio se fundamentava em não perguntar e não saber.

Em não pensar.

Na divisão dos ambientes.

Havia o meu quarto. Havia o resto da casa. Havia a vida lá fora: a escola, os amigos, o basquete.

Todos os dias eu me refugiava na escola ou na academia, depois pegava a Fosca, me munia de piadas e idiotices dos meus colegas e pedalava tão forte a ponto de criar uma passagem temporal que me catapultava para outra dimensão. Outras forças de gravidade, outras criaturas, outras leis da física.

Nesse momento, ouvi baterem à porta.

Abri os olhos e vi a maçaneta da porta se debatendo como uma enguia; quem sabe a quanto tempo eu estava ali, nadando no nada.
– Giacomo! O que está acontecendo? Abra a porta!
Mamãe.

Dei uma pausa em *Slow Cheetah*, interrompendo-a exatamente quando Anthony Kiedis cantava: "Slow cheetah come / It's so euphoric / No matter what they say", e não me dei conta de que, com essas palavras, ele procurava me dizer algo. Do outro lado da porta, em frequências perceptíveis apenas aos golfinhos, mamãe me intimava a abrir, a sair. Que o almoço estava pronto.

Decidi que não podia mais me calar, que precisava compartilhar aqueles pensamentos com a família. Mas, então, assim que cheguei à cozinha – Alice e Chiara, com o garfo na mão, pescavam os *grissini*[3] e vovó estava ainda no fogão –, só deu tempo de eu dizer:
– Escutem, tenho uma coisa... – e Gió entrou em casa feito um ensandecido, seguido por papai, e começou sua costumeira e ritual rodada de cumprimentos.

Ele correu em direção a Alice, espalhando sapatos, pasta e jaqueta, e a apertou contra o peito. Ela lhe deu um beliscão e ele riu, e ficaram lá se afagando um pouco e repetindo uma frase que no dia anterior os tinha feito rir até não poder mais. Então, ele se soltou da Alice e, com um pulo, foi parar nos braços da Chiara. Contou-lhe sobre como tinha ido bem

---

[3] *Grissini* são pequenos bastões torrados de pão, típicos da culinária italiana em geral. [N.E.]

na escola e sobre suas notas. Depois, chegou ao fogão onde estava a vovó, que tentava lhe dizer "olá" desde o momento em que ele entrou. Olharam-se nos olhos em silêncio, trocaram carinhos muito doces, e então Gió perguntou:

– O que tem para comer, vooovóóóóó – com aquelas vogais arrastadas que faziam parte do seu jeito de se expressar.

E a vovó disse:

– Macarrããããooo – imitando-o, e deu-lhe um tapinha no traseiro.

Para mim, ele reservou uns socos no estômago e uma menção de luta, mas não estava a fim e o empurrei. Ele tropeçou e foi parar no chão. Riu.

Vendo-o rolar pelo chão e rir como se lhe tivesse acontecido a coisa mais engraçada do universo, pensei que Gió, entre seus muitos problemas, tinha um talento peculiar: sabia criar uma história diferente com cada um. Seria possível escrever um livro sobre a relação dele com cada pessoa que gravitava ao seu redor, e seria uma saga mais comprida que a de *O Senhor dos Anéis*. Gió criava mundos. Cada um de nós andava com ele ao longo de um caminho pessoal. E a coisa mais doida era que conseguia ser diferente com todos, sendo sempre ele mesmo. Não era como *matemática*, que, uma vez encontrada a solução, basta repetir os passos para obter sempre o mesmo resultado. Não, ele era mais *basquete*, em que, se você encestou uma vez, não basta repetir o movimento para conseguir de novo. Convenci-me de que tinha de encontrar meu modo personalíssimo de fazer cesta. E que tinha de conseguir sozinho.

Assim, decidi não dizer nada.

Fiquei distante até o fim do almoço, envolvido em meus pensamentos, no cheiro do pesto e nas tagarelices da família.

Voltei para o quarto e pus para tocar novamente *Slow Cheetah*, do ponto em que eu tinha desligado. Começou a terceira estrofe: "Everyone has / So much to say / They talk talk talk / Their lives away / Don't even hesitate", mas abaixei o volume, porque queria ligar para o Vittó.

Vittó era aquele tipo de amigo com quem se pode passar horas falando besteira, mas também tentando desmontar o mundo, como se fosse um motor, para ver se a gente entende como funciona.

– Ei, Vittó, e aí?
– De boa Jack. Tudo ok. Você?
– Tive chamada oral sobre polias. Um desastre. Que diabo são polias?
– Deve ser alguma coisa que tem a ver com *pholias* antigas.
– Ou talvez com a *polis* grega...
– Uma *polis* meio louca.
– Para que serve, afinal?
– Pra nada. Como a radiciação de uma raiz.
– Deixa pra lá, de qualquer modo, a escola só serve pra você não ser flagrado sem tarefa.
– Ou para filar o lanche das meninas.
– Escola da vida – eu disse.
– Pois é.
– Pois é.
– É que eu, juro, faria de tudo por um biscoito recheado...

– Eu também – suspirei. – Venderia até o seu cachorro.

– Não, meu cachorro não, ele é minha desculpa para as tarefas!

Caí na risada. Ele também.

– Ei – disse –, quer dar uma volta de bicicleta?

– Onde?

– Em qualquer lugar. Só preciso ficar sem pensar.

– Por que, você pensa? – disse com voz ansiosa.

– Passo aí – eu disse.

– Ok.

– Até já.

Desliguei o telefone e desci para a sala.

– Eu vou... – avisei meus pais, que ainda estavam sentados à mesa da cozinha, falando sei lá de quê.

– Aonde vai?

– Vittó. Bicicleta.

– Tarefas?

– Já fiz.

– Quando?

– Na classe. A de Arte faltou.

– Quê? – perguntou papai, fingindo não entender.

– A professora.

– Quando você volta?

– Mais tarde.

– Ah vá... – papai arregalou os olhos. – Sério? Não consegue voltar antes?

Meneei a cabeça e saí no quintal para pegar a Fosca. Vittó me esperava do lado de fora de sua casa, com a bicicleta preta apoiada no poste. Começamos a conversar e depois de uma hora nos demos conta de que estávamos do lado oposto da cidade – não que seja necessário andar muito para chegar do outro lado de Castelfranco. Era bom andar por aí assim, a esmo; se você anda sem saber para onde vai, nunca corre o risco de se perder. Falamos entediados dos peitos de Martina, uma colega do Vittó, que tinham crescido de repente; das estranhas analogias entre a derrota do Golden State e nosso último jogo de basquete; de um novo disco trazido por tia Fede, e de certas perguntas absurdas que as pessoas faziam no *Yahoo! Answers*.

No meio da tarde, fomos para a casa dele. Sua mãe preparou um lanche e emendamos com um jogo Sassuolo-Frosinone no *Fifa*. Eu, como sempre, com Catellani e Noselli, centroavantes. Ele, com Santoruvo e Stellone. Foi no final do primeiro tempo, depois de uma bola na trave clamorosa de Catellani, que lhe perguntei do Pisone:

– Vittó, você conhece Pierluigi Antonini, né?

– Quem, o Pisone?

– Ele.

– Se conheço! É vizinho da minha avó.

– Só fala asneira, né? Porque, quando fala, parece mesmo saber tudo.

– Insuportável! Caso de internação.

– É que ele me disse algumas coisas sobre o Gió.

– Tipo?

Estava para repetir a história da doença, da morte etc., mas nessa hora Catellani marcou um gol e tive que comemorar... tive: foi um gol maravilhoso, de canto, de fora da área; um daqueles *gols* que anulam a linguagem, reduzindo-a a um fluxo incandescente de vogais e consoantes. Tirei a camiseta e dei duas voltas ao redor do sofá.

Quando voltei a sentar-me, depois que o jogo recomeçou do centro do campo, Vittó disse:

– Então?

– O quê?

– O que o Pisone lhe disse?

Dei de ombros.

– Nada. Um monte de besteira.

– Pois é – disse ele, cortando o meu cruzamento de cabeça no meio da área. – É só o que ele sabe dizer.

Os dois meses que se seguiram foram esquisitos. Muito.

Foram como jogar futebol com traje de mergulho, com uma luva de beisebol de um lado e uma vassoura de *curling* do outro; e usando patins. Foram dois meses em que não entendi mais nada. Eu era como uma daquelas cestas sortidas que se dão de presente no Natal: ora vinho, ora amêndoas, ora panetone, ora torradas. A cada dia mudava de humor. Mais de uma vez por dia.

Nesse período, me lembro, uma das poucas certezas era minha tia Fede.

Federica é a única irmã de minha mãe. Nessa época tocava baixo no Northpole, que para mim era um pouco menos que o Nirvana. A capa de *Around the Fur* do Deftones, idêntica à do primeiro álbum do grupo de minha tia, foi motivo de grande escândalo por parte dos fãs, que durante anos abriram processos e os retaliaram. Enfim, Fede era meio que um ídolo para mim. Ela vivia de ondas sonoras, altas frequências, vibrações. Comia *rock* no café da manhã, na hora do almoço, entre as pontes de Veneza onde trabalhava, lia *Nme*[4] e à noite tomava banho com *country* e *folk*. Vivia com tio Paolo, que era o vocalista do Northpole. Não eram casados. Diziam que eram casados no coração, e para eles bastava: não precisavam de ninguém para certificar isso.

Viviam de aluguel, naquela que fora nossa casa, a casa Mazzariol, antes do Giovanni. Agora tinha aroma de contracultura e incenso de patchouli, e estava cheia de decorações indianas, Budas e coisas assim. Entre as paredes daquela casa havia a Índia, o Nepal, o Tibete e a China oriental. Enquanto tio Paolo me ensinava o arpejo de *Stairway to Heaven*, eu olhava em volta e me admirava ao perceber como um lugar podia mudar tanto.

Toda vez que vinha a nossa casa, Fede me levava algum CD novo para ouvir.

– Oi tia, o que você trouxe hoje?

– Neil Young – e colocava o CD em cima da escrivaninha.

– Faixa preferida?

– Número um, *Hey Hey My My*... – esticou o ouvido. – O que é isso? The Smiths?

– Sim.

– Mas você escuta enquanto faz lição?

– Sim. Não é bom?

– Não, claro que não é bom. Não é nada bom. The Smiths deve ser apreciado, caramba! Não é suco de frutas. É uma taça de Prosecco. Você deve degustá-lo. Você tem de

---

[4] *New Musical Express*, revista britânica de música. [N.E.]

encontrar o tempo e a condição. *Hand in Glove*, por exemplo, preste atenção na letra...
— Ok, tia.
— Estamos entendidos?
— Estamos entendidos...
— Estes, posso pegar de volta?
— Quais?
Pegou The Doors e Depeche Mode do monte de CDs.
— Pode.
— Que tal?
— Fantásticos.

Daí, depois de ficar um tempo sentada na minha cama com as pernas cruzadas, tia Fede se levantava e ia falar com Chiara e com Alice, um assunto diferente com cada uma.

Minhas semanas eram marcadas pelo ritmo dos CDs que ela me trazia. A música era o que me ajudava a pescar os sentimentos no lago de emoções em que eu navegava. A rede apanhava as carpas. A vara, as trutas. O arpão, os sargos. As minhocas atraíam os dourados. As moscas de plástico chamavam os lúcios e os atuns. Da mesma forma, The Smiths era a isca para a melancolia. Com o Sex Pistols, a raiva e as dúvidas vinham à tona. Se eu colocasse os Beatles, era levado ao longe por súbitas ondas de serenidade.

Eu tinha treze anos. Eu era um vinil sem ranhuras à espera de ser gravado pelo mundo.

Um dia nos disseram que a professora Pidello, *aquela* de Arte, estaria ausente e, no lugar dela, tinham chamado um substituto; e aí chegou esse cara, um daqueles que não conseguem deixar de bancar o cara legal, sabe? Do tipo: eu não sou seu professor, eu sou seu melhor amigo. Pois é, um desses. Entrou na sala de aula e, para que a gente se sentisse importante, pediu para fazer a costumeira rodada de apresentações, aquelas que nunca terminam. Eu estava no nono ano. Sabia tudo sobre todos. Lorenzo era um bom jogador de futebol. Matteo falava inglês melhor do que falam em Oxford. Elisa escrevia poesias. Sabia tudo. Um saco! Eu resolvi dormir por uma hora. Mas aí o professor substituto disse para acrescentar o nosso cantor favorito na apresentação.

"Uhm", pensei, interessante.

Descobri que Laura escutava Mozart. Jacopo, *hip-hop*. Arianna, a maravilhosa, ouvia Mumford & Sons. Eu me casaria com ela por isso. A maior parte da classe gostava de música comercial, nomes que, se eu ouvisse no rádio, por engano, mudaria logo de estação para não me infectar.

– Sou Giulio, gosto de Black Eyed Peas, jogo futebol, me mudei para cá há dois anos, leio romances policiais e... gosto de esquiar e... – pronto. Era quase a minha vez. – E só isso – ele disse e sentou-se.

– Obrigado, Giulio. De quem é a vez? – levantei-me.

– Oi – disse. – Eu sou Giacomo. Giacomo Mazzariol. Jogo basquete, embora não seja alto. Gosto de filmes e curto ... – E àquela altura estava para fazer a lista, juro, tinha a chance de mostrar a minha cultura musical, coisa melhor do que de faria um jornalista da *Rolling Stone*. Mas nem tinha aberto a boca e, não sei por que, travei. Naquele momento podia dizer qualquer coisa. Ninguém sabia que Rou Reynolds do Enter Shikari era meu cantor preferido, nem que eu dormia com a foto do vovô no criado-mudo. Ninguém sabia nada de mim. E foi assim que me ouvi dizer: – ... curto Taio Cruz.

E me sentei.

– Obrigado, Giacomo. Fantástico – exclamou o substituto com um entusiasmo desproporcional, e por um instante tive medo de que pedisse à classe para me aplaudir.

Não havia nada de fantástico no que eu tinha dito. "Taio Cruz?", pensei. Eu tinha mesmo dito *Taio Cruz*? A escória. Que cantava *Break Your Heart* ou *Hangover*, as duas canções mais patéticas da história da música? Por que eu tinha dito Taio Cruz? Por que não tinha dito a verdade? Por que eu continuava me escondendo?

As apresentações continuaram. A rodada acabou e o professor nos cumprimentou feliz, com uma série de anotações rabiscadas em um caderninho; para que, afinal, pensei, já que ficaria somente por duas semanas?

Tocou o sinal do recreio e todos saíram correndo: sempre havia quem competisse para chegar antes de todos ao pátio. Eu, no entanto, fiquei parado, grudado na cadeira. Não estava com fome. Não tinha vontade de sair. Até a luz do sol entrando pelas janelas me incomodava: gostaria que alguém as cobrisse. Fiquei ali, os olhos cravados na data escrita na lousa: 1793, a morte de Marat, mas sem vê-la. Pensei que, se eu podia dizer o que queria sobre mim, se era capaz de fingir que meu cantor preferido era Taio Cruz, então eu podia fingir qualquer coisa. Até sobre Gió. Podia fingir que ele não existia. Podia continuar a manter os meus mundos separados: o quarto, a casa, a escola. Podia fingir que não precisava de respostas, sufocando as perguntas.

Não percebi o fim do intervalo. Não percebi os colegas voltando para a classe, as horas seguintes de aula, as tarefas dadas. Não percebi nada. Quando o último sinal tocou, levantei-me como um autômato, coloquei na mochila os livros e o estojo que ficaram inutilizados na carteira a manhã toda, e fui saindo. Estava no corredor, quando uma mão no meu ombro obrigou-me a me virar.

Era Arianna. Meu coração parou.

– Jack...

– Oi?

– Posso perguntar uma coisa? – concordei sem falar. – Taio Cruz não é seu cantor favorito – seu olhar correu da minha testa ao queixo, às bochechas, ao nariz, como se faz com os mapas do metrô em busca do pontinho vermelho: VOCÊ ESTÁ AQUI.

– Não – eu disse. E me dei conta de tê-lo dito sem emoção nem vergonha, muito menos com ironia.

– Então? – e enrugou a testa esperando que eu continuasse, que me justificasse. Mas eu não tinha mais nada a dizer.

Se havia palavras capazes de explicar, bem, o fato é que eu não as conhecia. Se havia pensamentos capazes de dar uma luz sobre mim mesmo, eu não era capaz de pensá-los. Se havia instrumentos capazes de pôr em ordem as emoções dentro de mim, não havia nenhum rastro deles em minha caixa de ferramentas.

Arianna esperou alguns segundos e, em resposta ao meu silêncio, moveu-se um pouquinho para a direita e deixou-se arrastar pelo rio cheio de moletons, empurrões e risadas que a carregou até a saída. Eu fiquei lá, envergonhado, imóvel como um rochedo.

SOMOS TODOS PEIXES-VOADORES

Passei um inverno inquieto, como inquieto, não raro, é o alvorecer da consciência, e galguei para o novo ano com uma vontade enorme de novidades, de algo que viesse sacudir meus dias.

Foi nesse período que conheci Brune e Scar. Encontramo-nos numa festa no salão paroquial, dessas organizadas para dar oportunidade de grupinhos da região tocarem, e, se cada grupo levar dez amigos, no fim se consegue reunir um bom número de pessoas e até parece que estamos num *show* de verdade. Eram uma dupla, Brune e Scar: Brune & Scar. Duas guitarras, duas vozes. Eram diferentes dos outros. Não cantavam músicas recentes, não cantavam *rap* e não cuspiam nos microfones. No burburinho da sala, tiraram da cartola *The Passenger* do Iggy Pop, *Starman* de Bowie e *Blowin' in the Wind*, mas numa versão bem mais roqueira do que a de Dylan. Tinham um ano a mais do que eu, e me bastou a escolha das músicas, sem discursar muito sobre a execução, para compreender que eu, Brune e Scar poderíamos ser amigos. De fato, eu tinha essa estranha mania de escolher os amigos com base nos gostos musicais. Se não fossem os meus, logo arrumava um pretexto para me afastar.

– Que música você escuta?
– Rihanna.

– Desculpe, tenho que recuperar as horas de sono da excursão do sétimo ano.

– Taio Cruz.

– Desculpe, tenho que ir. Daqui a dez minutos vence a validade do meu iogurte.

Pois é. Eu também criava minhas categorias, e para mim a música era tão importante que anulava tudo mais. Considerava as meninas que ouviam Rihanna ou Taio Cruz todas iguais. Para mim eram superficiais, levantavam-se às 6h45, adoravam gatos e eram veganas. Tipo isso.

Olhava a fachada, não o conjunto da obra.

De qualquer modo, como eu estava dizendo, com Brune e Scar havia sintonia. Naquele dia acabamos conversando sobre nossas bandas preferidas, discutindo se a melhor música do System of a Down era *Toxicity* e concordando que nunca mais teríamos caras como Bob Marley.

Brune, que na verdade se chamava Pietro, disse que lhe tinham dado esse apelido aos quatro anos, quando entornou de uma vez só um copo inteiro do vinho *Brunello di Montalcino*, achando que era refrigerante. Scar, que na realidade se chamava Leonardo, disse que seu apelido se devia a uma suposta semelhança com o personagem do *Rei Leão*.

– Na verdade – disse Brune, dando-me um cutucão –, chamam ele assim porque, quando toca, é mesmo descarado, é o rei do des*car*amento!

Scar fez de conta que não ouviu.

– E você, não tem um apelido?

– Mazza – respondi.

– Mazza... de "mazanza"? Por que você é muito preguiçoso? – perguntou.
– Ou por que você é o maior desajeitado? – perguntou Bruce.
Sorri, franzindo a sobrancelha.
– Acho que tem mais a ver com meu sobrenome.
– Que seria?
– Mazzariol.
– Demais!
– Pois é!

Um dia, deve ter sido em fevereiro, quando já saímos juntos fazia uns dois meses, fomos dar uma volta de bicicleta, só que a temperatura não era realmente apropriada para isso. Então, já que minha casa estava livre, propus que nos refugiássemos no porão para dar uma boa mergulhada na música.

Ora, em geral, para que a casa Mazzariol ficasse livre, para que realmente ninguém estivesse em casa, era preciso que se desse uma série de conjunturas milagrosas, do tipo: meu pai no trabalho, mamãe por aí com Giovanni para alguma consulta, Chiara e Alice na casa de amigas, ou na dança, ou na piscina. Ah! E obviamente eu, naquele dia, não podia ter basquete ou outros compromissos; caso contrário, não adiantava nada a casa estar livre. Às quartas à tarde, de vez em quando, esse alinhamento astral acontecia: eu, sem nada para fazer, e o resto da família fora. E aquele dia era uma *dessas* quartas-feiras.

– O que me dizem?

– Que instrumentos você tem? – perguntou Brune.
– Um violão e uma guitarra – disse. – E um teclado.
– Da hora!
– Você toca teclado?
– Digamos que o martelo com mão pesada.
– Vamos... – exclamou Scar, soprando as mãos e esfregando-as para esquentá-las. – Se possível, antes que meus dedos congelem, porque tocar guitarra com cotoco ia pegar mal.

Sob um céu metálico, empurramos os pedais feito uns malucos até a Viale dei Castagni [Avenida das Castanheiras] – onde, aliás, eu nunca vi castanheiras. Foi a primeira vez que convidei Brune e Scar para irem lá em casa. Quando cheguei, abri o portão e apontei para o canto do quintal onde costumávamos deixar as bicicletas.

– Você tem uma cesta de basquete! – exclamou Brune. – Não acredito, arrasou! Passa a bola.

Peguei a bola que estava sob um arbusto e lancei para ele. Enquanto ele fingia defender-se de um jogador imaginário e girava em torno de si mesmo para surpreendê-lo e arremessar, ouvi me chamarem da porta.

– Giacomo!

Voltei-me. Minha mãe.

– O que você está fazendo aqui? – perguntei.

Ela olhou em volta.

– Você está falando comigo? Eu moro aqui!

– Você não deveria estar fora... – e naquele momento percebi que tinha convidado Brune e Scar porque tinha certeza de que não haveria ninguém em casa, mas, especialmente, que Gió não estaria lá. Nem acabei a frase. Verifiquei se Brune e Scar ainda estavam jogando e fui até minha mãe.

– Você não devia ter saído com o Gió? – disse com um fio de voz.

– Sim, mas ele está com um pouco de febre e provavelmente haveria fila para retirar os documentos. E o Gió está brincando sossegado no quarto. Mas agora... Você e seus amigos vão ficar por aqui, não?

– Não, não vamos... Quer dizer, sim, queríamos... Mas você não vai querer que...

– Bom dia, senhora – Brune e Scar chegaram com a bola debaixo do braço.

– Bom dia, garotos. Acho que nunca vi vocês por aqui. Como vocês se chamam?

– Pietro, mas me chamam de Brune.

– Leonardo, mas me chamam de Scar.

– Eu sou Katia. Em casa, geralmente, me chamam de mamãe, pelo menos quando se dirigem diretamente a mim. Quando falam entre eles, acho que usam outros nomes, não tenho certeza. Na geladeira, tem suco e refrigerante e vocês podem fazer misto-quente. Vocês vão ficar?

– Claro! – disse Scar.

– Mandou bem! – disse Brune. – Obrigado!

Eu já tinha começado a roer as unhas. Implorei para mim mesmo que mamãe não fizesse nenhuma referência a Giovanni, e por sorte ela não fez. Vestiu o casaco e saiu. Nós três fomos para a cozinha falando de basquete. Servi refrigerante nos copos e preparei os mistos-quentes. Depois de tê-los colocado na torradeira, disse que ia ao banheiro e que eles ficassem de olho nos sanduíches, e corri para o primeiro andar.

Girei a maçaneta da porta do nosso quarto como se fosse um ladrão. A porta abriu-se lentamente e pela fresta eu o vi: Gió estava na cama, de costas para mim, folheando um livro. Entrei e me aproximei na ponta dos pés. Um livro sobre dinossauros. Naquela hora, ele percebeu minha presença e se voltou:

– Jack!

– E aí, Gió. O que você está fazendo?

– Estou lendo.

– Muito bem, está lendo. Muito bem mesmo... – cocei o rosto. – Escuta. Mamãe saiu e eu tenho que fazer umas coisas importantes. Para a escola. Tenho que fazê-las no porão. Tenho que fazê-las sozinho. Entendeu? Então, você tem que ficar no quarto, ok? Sem fazer barulho. Você fica aqui lendo e... – com o rabo do olho vi o iPod na prateleira – escutando música. Vou lhe emprestar meu fone de ouvidos bom, se quiser.

– Fone de ouvido bom! – disse Gió, como se tivesse prometido levá-lo para dar uma volta mundo afora.

Apanhei meu fone, coloquei nele e pus para tocar uma *playlist* qualquer. A música e os livros sobre os dinossauros eram um combo que, na verdade, podia mantê-lo ocupado por horas. Havia realmente a esperança de que nem aparecesse até a hora do jantar. Peguei outros livros sobre dinossauros e fiz uma pilha deles no criado-mudo. Recuei. Fiquei observando ele. Parecia um pouco abatido pela febre, mas sereno como de costume, deitado de barriga para baixo. Balançava a cabeça no ritmo da música, enquanto com os dedos tamborilava sobre o livro, perdido nas ilustrações. Um segredo: Giovanni para mim era isso. Um segredo como outros. Como o pôster da moça com o seio quase descoberto atrás do de John Lennon. Como *O apanhador no campo de centeio* cheio de palavrões que eu escondia na segunda gaveta. Como o CD do Megadeth que mamãe detestava e que eu tinha guardado na capa do Velvet Underground.

Saí do quarto andando de costas, como se costuma fazer nos templos, e, encostando a porta, o vi desaparecer na fresta. Tentei pedir-lhe desculpas, pensando com força, *sinto muito, sinto muito, sinto muito*, e no corredor, por um momento, apoiei as costas na parede e fechei os olhos. Mas o que raios eu estava fazendo? Mamãe dizia que amar um irmão não quer dizer escolher alguém para amar; mas ter alguém do seu lado que você não escolheu amar, e amá-lo. É isso, escolher amar, e não escolher a pessoa para amar. Mas eu não conseguia. Porque era eu que precisava ser amado. E queria que os primeiros a me amar fossem os meus amigos, os meus colegas. Tinha medo de que, se soubessem do Gió, perderia a atenção, a estima deles.

Amar o Giovanni e ser amado.

Naquele instante era como lutar pela paz e ter nas mãos uma AK-47.

Voltei para a cozinha.

– Onde você se meteu? – perguntou Brune, mordendo o misto-quente.

– Em lugar nenhum, é que...

– Giacomo, mas o que é isso?

A voz do Scar chegou do cômodo ao lado.

– O que você está fazendo na lavanderia? – perguntei, indo até ele.

– Estava procurando o banheiro. O que é este tubo?

O tubo de que Scar falava era uma das maluquices de meu pai; era largo o suficiente para fazer passar uma criança e saía da parede, ligando os cômodos do andar de cima à lavanderia. Ele mandou construir junto com a casa, de maneira que pudéssemos jogar dentro dele as roupas sujas e fazê-las cair diretamente no cesto.

– Seu pai é um gênio.

– Meu pai é louco.

– Quer dizer que, se subir por aqui, vou acabar no seu quarto? – Scar tentou enfiar-se lá dentro, mas ficou entalado. – Ei, não consigo me mexer.

– Vamos deixá-lo aí? – disse Brune.

– Por que não? – eu disse.

– Podíamos ir lá em cima jogar umas cuecas sujas pelo tubo.

Fiquei radiante, e juro que estava a ponto de correr lá para cima e jogar qualquer coisa que achasse no tubo, quando me lembrei do Gió.

– Acho que minha mãe lavou roupa justamente hoje – disse, e apontei a roupa estendida. – Vamos tirá-lo daí, vai...

Tocamos por mais de uma hora, no porão. Eu provei minhas escassíssimas qualidades de tecladista e eles se divertiram com o violão e a guitarra. Rimos muito de cada bobagem, como acontece aos quatorze anos, e esperava que eles não percebessem que por trás das risadas estava meu medo de que Gió aparecesse de repente.

Imaginava vê-lo aparecer pelas escadas. E que os meus amigos parariam de tocar, petrificados.

Mas não aconteceu.

Em vez disso, depois de duas horas, Brune a certa altura olhou o relógio e disse que – caramba! – estava tarde, e tinha que voltar para casa. Acompanhei-os até as bicicletas, acrescentamos mais um monte de idiotices à pilha daquelas ditas durante toda a tarde e nos despedimos, punho contra punho. Depois de abrir o portão, fiquei observando-os pedalar ao longo da Viale dei Castagni. Até que fizeram uma curva e desapareceram.

Levantei os olhos para o céu. O inverno estava na luz, ao meu redor.

Voltei para casa andando. Eu. Mas minha mente não. Ela corria. Já tinha entrado na cozinha e superado o primeiro lance de escadas e o segundo, sem nem dar uma olhada na sala, e já estava diante da porta de nosso quarto. Corri atrás dela, para não deixá-la entrar na minha frente. Alcancei-a quando já estava girando a maçaneta. Gió podia ter feito de tudo naquelas duas horas. Podia nem ter-se mexido ou ter jogado a escrivaninha pela janela.

Estava na mesma posição, igualzinha, em que o tinha deixado: os olhos no livro (outro), o fone no ouvido. Sentei-me à beira da cama e toquei-lhe as costas. Ele virou-se e sorriu para mim.

Depois pegou Sapo, o sapo, que estava esmagado debaixo de sua barriga e deu com ele na minha cara.

Gió merecia um prêmio. Desci para a sala com ele, coloquei *A era do gelo* e lhe dei batatas chips. Até exagerei, deixando entrar e subir no sofá nossa cachorrinha, Kissi, uma espécie de bicho de pelúcia branco com manchas marrons. Giovanni, deitado no sofá, com uma mão acariciando Kissi e a outra pescando batatinhas, a televisão refletida em seus óculos, era o símbolo da felicidade.

Extenuado pelos eventos, também me sentei na poltrona, encolhi as pernas e as abracei contra o peito. Esperei que as imagens me anestesiassem. Mas não adiantou nada: até *A era do gelo* me falava sobre mim.

No início do filme há aquele esquilo, Scrat, que está procurando um lugar para enterrar sua noz e, de tanto empurrá-la para cravá-la no chão congelado, abre uma rachadura numa gigantesca parede de gelo, que se divide em duas. Isso permite que um bando de animais de todos os tipos, que estão viajando para o Sul, prossiga sua jornada para escapar do frio. Ora, eu não sabia que animais estava escondendo dentro de mim, mas decerto me sentia como aquela parede: percebia a rachadura.

E essa rachadura tinha um nome: culpa.

Nos meses seguintes, sonhei muito com a polícia. Batiam na minha casa, dizendo-me que estava preso.

"Não, vejam bem, eu lhe dou de comer, brincamos juntos e tudo mais, ele sai quando quer, não é o que parece", eu respondia de uma vez, sempre convencido de que estavam me acusando de maltratar Gió.

A cada vez, o agente replicava de maneira diferente, com frases do tipo: "Mas do que está falando, senhor Giacomo? O senhor está preso por ter colado de novo na prova de Matemática. Agora, sua pena será passar três meses na carteira ao lado de Gianni-Bafo-de-Onça e fazer as próximas provas em isolamento".

Um dia o Vittó veio almoçar em casa e, depois de comer, fomos para o meu quarto. Ele se deitou na cama, eu me deixei cair na cadeira molenga da escrivaninha.

– Você sabia que o vocalista do Bloc Party é *gay*? – ele disse.

– Ah, vá, deixa disso...

– Juro. Meu primo me disse.

– Claro! Se foi seu primo quem disse, então... – e levantei as mãos como quem se rende. Depois disse:

– Escute, você se lembra daquela vez que eu estava para te dizer uma coisa sobre o Pisone?

– Sobre o Pisone? Não, quando?

– Eu estava na sua casa. Estávamos jogando no Play Station.

– Giacomo, você está *sempre* na minha casa e *sempre* jogamos no Play.

– Sassuolo-Frosinone. Três a dois. Não lhe diz nada?

– Ah! – fez uma careta estranha, como se tivesse engolido uma mosca. – Agora lembro – sentou-se na cama, olhando-me fixo nos olhos. – Então?

– Então, o Pisone sabe do Gió.

– Sabe o que do Gió?

— Que existe.

— Esse é o problema? — deitou-se de novo na cama. — Imaginei que fosse sei lá o quê! — pôs as mãos atrás da nuca, como se tivesse a situação sob controle.

— Na minha escola ninguém sabe.

— Sério?

— É.

— Como pode?

— Simplesmente... nunca disse a ninguém.

— Por quê?

— Porque o Gió não está pronto para ser... exposto. O mundo devora alguém como o Gió. É a lei da selva. Você é caça ou caçador.

Vittó bufou e sorriu.

— Mas que idiotice.

— Você não concorda?

— Escuta... como é que o Pisone ficou sabendo?

Sabia que o Vittó preferia falar do vocalista do Bloc Party que do Pisone, mas também sabia que por mim ele faria um esforço.

— Não sei.

— Então pergunte. *Easy*. E depois o obrigue a não contar para ninguém.

— E se ele não aceitar?

— Ameace quebrar a cara dele. Quer dizer, Jack, é o Pisone! *Nothing to fear.*

Desde que começara a ter aulas particulares com uma professora nativa, Vittó tinha passado a rechear seus discursos com frasezinhas em inglês.

– Você acha?

– De qualquer modo, se é para ser sincero, acho difícil que você consiga esconder o Gió. É uma pessoa, não um maço de cigarros.

– Eu sei.

– E, depois, não entendo por que deveria... – passou os olhos nos objetos de meu irmão espalhados pelo quarto. Apontou a galinha-cofrinho, como dizendo: "Olhe a galinha--cofrinho... O que há de errado com ela?".

Foi nessa hora que eu me escutei dizendo:

– Iam me zoar.

Vittó levantou-se de novo.

– Então, o problema não é que o mundo devore o Gió. Você tem medo que devorem você.

Não disse nada. Voltei-me para o pôster do U2.

– Pois é... – continuou Vittó, seguindo meu olhar. – Eles mesmos. Imagina que, no início, as gravadoras recusavam o Bono dizendo que música dele nunca daria certo. Quando pensar no Gió, pense nele. A opinião dos outros não vale porcaria nenhuma.

Bufei.

– Atenção, atenção – disse, como se falasse num megafone –, o cara que leva uma hora inteira pela manhã para arrumar o cabelo tem algo a dizer...

– Só porque não são compridos o bastante – disse ele, pegando um cacho com dois dedos e procurando olhá-lo sem conseguir. – Mas estou deixando crescer. Em todo caso, agora é meu momento *law and order*.

Pensei que eu deveria estar pouco me lixando. Pensei que tinha que resolver a questão com o Pisone. Pensei um montão de coisas, pensamentos que misturavam uns aos outros. Decidi que, se continuasse a pensar, ficaria com dor de cabeça.

– Mas como eu estava dizendo, como é possível que o vocalista do Bloc Party seja *gay*? – Vittó suspirou com os olhos voltados para o Zack de la Rocha e balançou a cabeça. – Você acha possível?

No dia seguinte, acordei às sete – fato inédito – e fui para a escola vinte minutos mais cedo do que de costume para conversar com o Pisone. Eu não tinha mais falado com ele desde aquela vez do pátio. Chegar adiantado à escola era uma daquelas coisas que me custavam um esforço sobre-humano: de manhã cedo, a pasta pesava dez quilos a mais e eu dava por mim na rua, sem nem ter percebido que saíra das cobertas. E ainda por cima estava frio. Em resumo, não estava de bom humor; para acalmar minha consciência de atrasado crônico, planejei entrar depois do sinal pelo resto da semana.

Esse madrugar, porém, permitiu-me ver um monte de coisas que nunca tinha visto: as funcionárias espalhando serragem no chão para absorver a umidade da chuva; colegas obrigados a chegar cedo porque os pais os levavam para lá antes de irem para o trabalho; outros que copiavam as tarefas (quanto a mim, sempre pensei que, fez ou não fez lição, vai para a escola e enfrenta a morte de cabeça erguida) e ainda os que estudavam grudados no aquecedor; também professores fazendo fotocópias e, na sala de música, o professor afinava os instrumentos.

Depois o vi.

Pisone entrou encoberto por um sobretudo escuro, um cachecol roxo em volta do pescoço, um chapéu com protetor de orelhas. Seus óculos se embaçaram e ele tirou para limpar.

– Ei! – eu disse.

Eu o peguei de surpresa. Ele se voltou de supetão e faltou pouco para que caísse. Colocou os óculos de volta.

– O que você quer?

– Preciso falar com você.

Arregalou os olhos e espreitou ao seu redor para procurar alguém a quem pedir ajuda. Não estava acostumado ao fato de alguém o procurar para lhe falar e, se isso acontecia, bem... ele sabia que provavelmente não eram boas notícias. Apesar do medo, no entanto, uma fina arrogância faiscava em seu olhar.

– Sobre o quê? – perguntou.

– Como ficou sabendo do meu irmão?

Seus lábios se comprimiram num sorrisinho ácido.

– Minha mãe me disse.

– Nossas mães se conhecem?

– Pode ser. Não sei.

– Ou será que sua mãe foi se meter em coisas que não lhe dizem respeito?

– Minha mãe é...

– Sua mãe deve ser igual a você, é isso.

Existe essa lei, não escrita, entre os meninos, que estabelece que a maior ofensa que se pode fazer é a que se dirige às mães, e eu queria deixar claro que não estava brincando. Mas ele não pareceu levar a mal.

– Sim, somos muito parecidos – disse. – Ela também tem uma inteligência superior. Sabe que ela ganhou o...

– Tô pouco me lixando para o que sua mãe ganhou, Pisone. Basta que você, ela e os seus narizes metidos fiquem longe da minha família – aproximei-me para poder abaixar o tom da voz e o agarrei pela gola. – Se eu descobrir que você andou falando com alguém sobre meu irmão, se descobrir que você espalhou a notícia por aí, será melhor vocês se mudarem para outro planeta. Você, sua mãe e toda a Piso-família. Fui claro?

– Foi.

– Calado, como uma jangada.

– Uma jangada? – franziu as sobrancelhas e até os óculos pareceram se curvar.

– Você acha que as jangadas falam?

– Não, mas não se diz "como uma jangada", se diz...

– Não me importa como se diz, me importa o que você não deve dizer. De agora em diante. Até o dia em que você tirar quatro em italiano.

– Nunca vou tirar quatro em italiano.

– Justamente – apertei um pouco mais a gola do casaco, só para marcar território, depois o deixei ir com um safanão, como tinha visto num filme.

Sem dizer mais nada e transpassando-o com o olhar, afastei-me um pouco, virei-me e tomei o rumo da sala de aula. Naquele exato momento – eu nem estava no meio do corredor e ainda sentia a sombra do seu nariz roçando em minhas costas –, comecei a perceber uma fraqueza no estômago, cujo nome era sempre igual, o mesmo da rachadura: culpa. Que diabos eu tinha feito? Nunca tinha ameaçado ninguém em toda minha vida. Eu não era capaz de fazer coisas assim. No que eu estava me transformando? Em alguém que, apesar dos conselhos amigáveis de Vittó, ameaça os Pisone e segrega os irmãos.

Naquela tarde, fui à casa da Arianna com a Goss, derivado de *gossip*, nome verdadeiro da Elettra, porque ela sempre sabia de todos os casos da escola. Tínhamos que fazer uma pesquisa sobre as técnicas de defesa dos animais. Estávamos na cozinha com alguns notebooks e muito papel espalhado. A casa da Arianna parecia com a da minha tia, por isso me sentia bem ali.

– Ouçam essa – Goss exclamou, passando o cursor sobre um artigo que encontramos num *blog* de proteção animal. – As lagartixas do Texas espirram sangue do olho para se fingirem de mortas e afastarem os predadores.

– Que coisa horrível... – disse Arianna.

– Aqui tem um negócio sobre o noitibó egípcio.

– O quê?

– O noitibó egípcio. É um pássaro. Parece que consegue se esconder na poeira para se camuflar e se ocultar dos outros predadores.

– Um pássaro cor de poeira – eu sorri –, mas que beleza...

– Escutem – disse Arianna. – O que vocês acham de pararmos um pouco? No forno tem uma torta de peras com chocolate feita pela minha avó.

– Aí sim! Prefiro me camuflar com torta de peras com chocolate do que com poeira – disse Goss.

– Você ia se fingir de pera?

Goss me deu um soco no braço.

– Ei! – queixei-me. – Você me machucou!

O celular dela tocou e, enquanto ela respondia, Arianna e eu saímos para a varanda e nos sentamos no balanço. Ainda era inverno, mas estava ensolarado; fazia menos frio que nos dias anteriores. Nós dois usávamos moletom – eu bordô, ela azul – e gorro de lã. Seu terraço estava pouco cuidado, cheio de plantas estranhas. Plantas secas, sem flores, não muito diferentes do meu estado de alma. Ficamos ali em silêncio, mordiscando a torta. De vez em quando eu olhava para ela de esguelha: o sol brincava com o cabelo dela, fazendo-o brilhar como castanhas, e a mão dela, largada na almofada, estava a menos de um centímetro da minha.

– Você soube do Filippo? – disse de repente.

– Martuzzo?

– Claro que não! Tô nem aí para o Martuzzo. Estou falando do Filippo Langella.

– O que foi que ele aprontou? Fumou um cigarro no banheiro? Falou palavrão na classe? Foi preso?

– Nada disso – ela disse movendo lentamente o balanço, numa oscilação quase imperceptível.

– Virou seu namorado? – arrisquei.

– Que nada. Por que você pergunta isso?

– Assim, só para... – e desviei o olhar.

– Entrou para o seminário.

– O quê? – endireitei as costas. – Não é verdade, você está tirando onda.

– Não estou não.

– Filippo Langella, o melhor centroavante da escola, aquele que todas as meninas são a fim... quer virar padre?

– Falei com ele hoje, durante o recreio.

– A Goss sabe?

– Não faço ideia.

– Se você descobriu algo assim antes dela, ela vai morrer de desgosto.

Arianna sorriu e engoliu o último pedaço de torta.

– O Filippo foi um verdadeiro noitibó, não acha? – disse.

– Achávamos que sabíamos quem ele era e o que víamos era somente uma máscara. Ele estava escondido no meio da poeira.

– Quem podia imaginar...

Arianna fez um movimento engraçado com a cabeça e eu pensei que poderia ficar naquele balanço, junto com ela, pelo resto da minha vida.

– Mas – ela continuou, mastigando e seguindo o fio dos seus pensamentos, que, como o da outra Arianna,[5] parecia guiá-la num labirinto – tem um monte de gente como o Fi-

---

[5] O autor refere-se a Ariadne – tradução do nome italiano Arianna –, que, na mitologia grega, é a filha de Minos, rei de Creta. Conta a lenda que ela ajuda Teseu, seu grande amor, a sair do labirinto do Minotauro seguindo um novelo de lã, o "fio de Ariadne". Em troca, queria que ele a levasse a Atenas e se casasse com ela. [N.E.]

lippo. Você percebeu? O Giulio, por exemplo. Ele é o primeiro da classe, mas você acha que com seus amigos banca o inteligente? Outro dia eu encontrei uma garota que mora no mesmo prédio que ele e faz dança comigo, e quando, ao falar do Giulio, eu lhe disse que tinha a média mais alta de todo mundo, ela começou a rir. Juro. Achou que eu era uma mentirosa. Tive o maior trabalho para convencê-la. E você sabe a Alessia? Ela adora as camisetas dos personagens da Disney, camisetas bobas... tem um armário cheio delas, eu vi com meus próprios olhos. Um dia lhe perguntei por que nunca as usava na escola e ela disse que tinha vergonha, que na escola preferia mostrar-se diferente... sabe, as roupas certas etc. O que raios significa *certo*, afinal, é o que eu gostaria mesmo de saber.

– Um mundo de noitibós – resmunguei.

– Pois é.

Abri a boca para lhe dizer algo, mas parei. Queria pegar sua mão, dizer-lhe que o príncipe dos noitibós era eu. O imperador. Um enorme recipiente de bobagens. Giacomo, com quem dar boas risadas. Giacomo que tem sempre uma piada pronta e que não tem nada, nadinha na cabeça. Queria contar-lhe sobre Gió e desculpar-me por nunca ter-lhe dito. Ela diria que tudo bem, sem problemas, sabia que diria isso, mas não consegui dizer uma só uma palavra. Disse, então:

– O único que se orgulha de ser diferente é o Pisone, e, de fato, não tem amigos.

Goss apareceu na porta nesse instante.

– Ei. Vocês querem entrar e terminar o trabalho, ou vamos entregar uma foto de vocês dois no balanço?

Levantei-me depressa, como se tivesse sido surpreendido fazendo alguma coisa errada. Arianna respirou o ar frio e ficou ali ainda alguns instantes, de olhos fechados voltados para o sol morno da tarde.

– Qual é o próximo animal? – perguntou, com um fio de voz.

– Os peixes-voadores – respondeu Goss.

– E qual é o sistema de defesa dos peixes-voadores?

– Eles voam – respondeu Goss. – Nós achamos que os peixes-voadores voam porque gostam, porque voar é bom, mas eles fazem isso para escapar dos predadores. Não é engraçado? Parecem livres e poéticos, mas na verdade voam para fugir da morte.

Tiranossauro, escolho você

Certa manhã nos levaram a uma palestra sobre segurança no trânsito, uma coisa bastante organizada, com vídeo educacional na abertura, o testemunho de um cara que tinha perdido o melhor amigo em um acidente (causado por ele, porque dirigia bêbado) e outro de um jovem esportista, um canoísta, que estava ali para nos propor, acho, um modelo alternativo à baderna, uma coisa do tipo: se você acha que é o cara, então faz mais sentido prestar atenção. Como eu estava dizendo, nos levaram para essa palestra e aí descobri que havia classes de outras escolas também. Para ser específico, da escola do Vittó. Aliás, era a classe do Vittó que estava lá. E o vi. Vittó. Dei-lhe um peteleco no pescoço, nos exibimos com uma espécie de *haka* capenga, que era o nosso modo de nos cumprimentar, e ambos deixamos os nossos colegas da escola, contrariando as indicações dos professores para ficarmos todos juntos, e fomos sentar em um lugar neutro, no fundo da sala.

– Então, aquela garota de que você gosta, também está por aqui? – perguntou Vittó.

– Quem, Arianna?

– Você deve saber de quem gosta. Ou eu é que preciso lhe dizer?

Levantei o dedo apontando entre as cabeças de dois caras sentados à nossa frente, à direita. Vittó se debruçou para ver melhor.

– Cabelos castanhos e agasalho vermelho?

Estalei a língua que era como dizer: "Sim, é isso aí, ela mesma, a própria".

Vittó balançou a cabeça em sinal de negação.

– O que foi?

– Bonita demais para você, Mazza.

– Falou o Brad Pitt.

– E o que isso tem a ver? Eu não sou a fim de uma garota como ela. Procuro uma do meu nível. É melhor uma mais ou menos, mas que possa dar em alguma coisa, do que ficar babando por uma dessas por anos, sem conseguir nada.

– Eu não babo atrás dela.

– Tá, mas você entendeu o que quero dizer. Ih, olha lá...

Quatro filas à nossa frente, um grupinho da sétima série estava inclinado sobre um celular, talvez vendo um vídeo e, às suas costas, silenciosa como um tubarão, a professora se aproximava.

– Agora vai pegá-los...

Apanhados. Celular apreendido.

Pela sala havia uma falação que mais parecia o ruído de gelo crepitando; a psicóloga designada para a introdução tentava andar formosa por cima desse gelo todo, mas era visível que tinha medo de afundar. Havia os que desenhavam mangá no caderno, fingindo tomar notas; outros cochilavam e alguns, mesmo mantendo os olhos fixos no palco, tinham a cabeça em outro lugar.

Atrás de nós, três caras mais velhos, talvez do ensino médio, começaram uma falação, mas não prestei atenção no que diziam – era a vez do canoísta, que, de fato, era um sujeito legal, divertido e veloz –, até que no meio da conversa, incandescente como lava, surgiu a palavra *Down*.

Não me voltei, porém me sintonizei como um rádio, excluindo todas as outras frequências.

Um deles estava dizendo que seu cachorro era realmente um Down, que fazia coisas idiotas como recusar-se a comer se a tigela não estivesse exatamente numa certa posição. O outro interrompeu falando que o seu era mais Down ainda, que no dia anterior tinha ouvido um gato miando na televisão e ficou louco, começou a correr pela casa procurando o gato e deixou cair um vaso de vidro.

O terceiro, então, completou que, se existia um cachorro Down, era o da tia dele, o cachorro mais Down do universo, que tinha medo de moscas e, quando via uma zumbindo pela casa, ia se esconder atrás da máquina de lavar roupas; e que uma vez uma mosca tinha chegado muito perto dele e ele ficara tão assustado que tentou passar pela portinha dos gatos, aquele buraco na porta do terraço para os bichanos entrarem e saírem à vontade, e tinha ficado entalado.

Fiz de conta que me virava para procurar alguém e dei uma olhada neles. O que dizer? Eram três sujeitos *absolutamente* normais. E estavam ali dizendo bobagens, que é, afinal, o que mais se faz nessa idade; bobagens inocentes como chamar o próprio cachorro de Down. Àquela época, vai saber por que, me parecia que a palavra Down estava na boca de todos, a toda hora, e que qualquer um, *qualquer um*, a usasse a esmo, sem prestar atenção, como ao intercalar uma frase ou fazer ironia.

Com voz baixíssima, para não ser escutado pelos sujeitos atrás, falei com o Vittó. Ele sempre tinha uma resposta.

– Olha – ele disse –, desde que roubaram nosso Toyota Yaris preto, vejo Yaris pretos em todo lugar. É muito louco, juro. Nunca me tinha dado conta de que havia tantos. Pois, então, é provável que você escute sempre a palavra Down porque está com ela na cabeça...

– Você acha? Não pode ser apenas coincidência.

– E por que não? A vida é cheia de coincidências. Você conhece aquela do Hitler e do Napoleão?

– Qual?

– Foi a professora de História que nos contou. Disse que Hitler e Napoleão nasceram com cento e vinte e nove anos de diferença, subiram ao poder e acabaram governando com cento e vinte e nove anos de diferença e declararam guerra à Rússia com cento e vinte e nove anos de diferença...

– E o que isso tem a ver com a palavra Down?

– E eu sei lá? Porém, é uma bela coincidência, não acha?

Num fim de semana, pouco tempo depois, nos encontramos com toda a família reunida; e, quando digo toda a família reunida, quero dizer com tia Federica, tio Paolo e vovó Bruna, por parte de minha mãe, e com vovó Piera, tia Luisa e sua família e tia Elena e sua família, por parte do meu pai. A família da tia Luisa é formada por ela e tio Myles, e por Stefano e Leandro, nossos primos; durante anos viveram em York, na Inglaterra, que é a cidade do tio Myles, até se mudarem para a Suíça, em Zurique. Já a família da tia Elena é formada por ela, tio Giovanni, Francesco e Tommaso, nossos outros primos. O trabalho do tio Giovanni os obriga a mudar muito, por isso já viveram em Paris, depois em Roma, depois no Rio de Janeiro e, agora, voltaram para Paris.

Nos reunimos todos só umas duas vezes por ano e, qualquer que seja a estação, sempre trocamos presentes de Natal. Assim, pode acontecer que troquemos presentes de Natal em março ou em julho, só para dar um exemplo.

Dessa vez, Gió recebeu de presente um estegossauro de borracha. Na família, todos sabem que, para deixar Gió feliz, basta dar-lhe algo que tenha a ver, mesmo que só vagamente, com os dinossauros. Mas aquele estegossauro – sabe-se lá o que tinha de especial – teve sobre ele um efeito hipnótico, mais que qualquer outro "sauro" que já lhe tinham dado: apanhou Gió e o levou para longe, ele e a sua mente, em algum mundo pré-histórico que não previa relações com os parentes.

Gió agarrou o estegossauro, sentou-se num canto com as pernas cruzadas e ficou ali, como se o resto do mundo tivesse desaparecido. A seu redor eram só abraços, tapinhas nas costas, piadinhas, sobreposição de histórias, mistura de línguas e dialetos, enquanto ele nem terminou de cumprimentar as pessoas. Tios e avós aproximaram-se dele para lhe fazer um carinho, falar com ele, abraçá-lo. Os primos tentavam envolvê-lo. Mas não havia o que fazer.

Isso porque a sua vida é como uma foto instantânea. Gió tira uma foto, entra nela e a vive, a toca, a suja e, talvez, a rasgue; depois, logo tira outra. Tudo se esgota no presente. Naquele momento, a coisa mais importante era o novo presente, ponto final. Tinha devolvido até o macarrão com *radicchio*. Stefano, o mais velho dos primos, da mesma idade de minha irmã Chiara, tentou chamá-lo, para que se juntasse a ele; tentou seduzi-lo com uma tigela de amendoins; mas, sem obter resultado, deixou para lá e começou a conversar com meu pai. Leandro, seu irmão menor, percebendo o fracasso do Stefano, nem tentou interagir com ele, coisa que os dois primos menores de Paris tentaram: ajoelharam-se perto de Giovanni para brincar e, como resultado, foram atacados pelo estegossauro depois de alguns instantes. Tommaso, nesse momento, se levantou, foi até a mãe e perguntou:

– Por que o Giovanni não quer me dar oi? O que ele tem?

– Nada – respondeu tia Elena, sorrindo. – Não se preocupe. É que ele está encantado com seu brinquedo novo. Culpa nossa que lhe demos um dinossauro tão bonito.

– Mas ele vem depois? – insistiu Tommaso.

– Sim, depois ele vem. Agora sente aqui...

Taí. Depois ele vem? O que ele tem? Por que se comporta assim? Eram as mesmas perguntas que eu me fazia quando tinha a idade dele; aquelas que agora eu tinha decidido empurrar para longe. Começamos a comer sem Gió. Àquela altura, as conversas e as anedotas dos parentes, as histórias da vida no exterior, tornaram-se uma avalanche irrefreável, e eu fiquei inebriado.

Tia Elena:

– Mas vocês sabem que, no Rio, os ricos dão festas ao redor da piscina para o aniversário de seus cachorros? Enquanto isso, tem gente morrendo de fome na frente de seu portão.

Tio Myles:

– Você sabe que em *Switzerland* tem um partido político *called* Anti-PowerPoint Party, que *combati the use of* Power-Point *duranti* os *meeting* políticos?

Vovó Bruna:

– *Mi no vo pí a Londra. So ndà na volta e gò visto sto carteo. Ghe go fato na foto*[6] – e nos mostrou uma foto com um cartaz, no qual estava escrito: "Private Road Children Dead Slow", que significa "é preciso andar devagar, porque é uma rua privada e pode haver crianças brincando". – *Co a me amiga gò xercà, e el voe dir che i putei i more lentamente nee stradee private. I xe mati a Londra.*[7]

Rimos até quase cair das cadeiras. Obviamente a deixamos acreditar que o significado fosse aquele mesmo. Não sabia mais para que lado me virar, quem ouvir, queria ter dez ouvidos. Durante essas reuniões de família, me dava essa vontade enorme de partir, de viajar: jogar vôlei nas praias brasileiras, beber *whisky* na Inglaterra, passear ao pôr do sol pelos bulevares de Paris. Queria que o mundo fosse uma sorveteria e as cidades, os recipientes com diversos sabores para experimentar, de modo a escolher a casquinha perfeita da minha vida.

Eu.

Gió, porém, continuava em seu universo paralelo.

Gió brincava com o estegossauro. Sozinho. Em silêncio.

---

[6] "Eu não vou mais a Londres. Estive lá uma vez e vi esse cartaz. Tirei uma foto."

[7] "Uma amiga minha foi procurar, e quer dizer que as 'crianças morrem lentamente nas ruas privadas'. Eles são loucos em Londres."

De vez em quando, nos virávamos para observá-lo.

E foi assim o dia inteiro.

Depois do almoço o chamamos para a sobremesa, mas nada: para ele só havia o estegossauro. E na hora de ir embora, de nos despedirmos, sabendo que só nos veríamos, novamente, sabe-se lá quando, tentei chamar sua atenção, dizer-lhe que viesse se despedir dos primos e dos tios. Mas nada. Só havia o estegossauro.

Quando ficamos a sós, cheguei perto dele e perguntei:

– Gió, por que não ficou conosco?

Ele apontou o estegossauro.

– Sim, mas agora você vai ficar sem ver primos por um ano ou mais.

Ele apontou o estegossauro.

– Mas, o brinquedo, você vai vê-lo amanhã também. Fizemos um papelão por sua causa.

Ele apontou o estegossauro. Como se eu é que não entendesse. E eu, eu teria tacado fogo naquele maldito estegossauro.

Desse período lembro das discussões com Gió a respeito das regras do futebol durante os jogos que organizávamos no quintal: não que ficasse exatamente claro para ele o mecanismo, o fato de, por exemplo, precisar tanto fazer gol quanto defender. Ele não conseguia entender a finalidade. Estava interessado apenas em fazer gol. A defesa era chata. Aliás, ficava feliz quando o adversário fazia gol, porque para ele não existia competição, muito menos derrota. Um dia lhe ensinei o conceito de falta, e – caramba! – maldito seja esse dia, porque começou a me dar cada pontapé! Nem olhava mais para a bola. A raiva crescia dentro de mim. Não me divertia mais com suas esquisitices, como na época do Fundamental I.

Vovô sempre dizia que a diversão é uma coisa séria, e eu, interpretando-o ao pé da letra, comecei a repetir para o Gió até cansar:

– Você tem de fazer gol. Você tem de fazer gol. Você tem de fazer gol. Você tem de fazer gol. Você tem de fazer gol. Não deve cometer faltas. Não deve cometer faltas. Não deve cometer faltas. Não deve cometer faltas. Não deve cometer faltas. Não é para ficar contente se eu fizer gol. Não deve ficar rolando quando cai. Não pode arrancar flores enquanto está jogando. Se errar, tem que ficar contrariado. Não pode pegar a bola com as mãos. Não deve ficar dançando. Não pode errar o lado do campo. Não pode passar a bola para mim, somos adversários. Não há dois vencedores. Não pare para olhar as nuvens. Chute com mais força. Não, droga, você não pode se esconder atrás da moita para me pegar de surpresa, não pode fazer isso porque eu sei que você está aí, estou te vendo: jogue seriamente, caramba!

Mas nada... quanto mais eu tentava ensinar-lhe, quanto mais impunha minha visão, mais ele errava. Era como ensinar um diplódoco a dançar nas pontas dos pés. E eu só pensava que eu estava certo, e ele não. Que eu sabia fazer as coisas, e ele não. Eu melhorava e aprendia, e ele não. Eu tentava incentivá-lo para que fizesse a lição de casa, mas ele brincava com o lápis, ria, e eu ficava nervoso; daí ele também ficava nervoso, e tudo acabava num generalizado "vai se danar!".

Giovanni era uma dança.

Giovanni *é* uma dança.

O problema é ouvir a mesma música que ele.

Como aquela frase atribuída a Nietzsche, conhecem? A que diz: "Aqueles que foram vistos dançando, foram julgados insanos por aqueles que não ouviam a música". Pois é, nesse período, sua música não chegava mesmo a mim.

Numa tarde de abril, estávamos os dois sozinhos no parquinho. De vez em quando, mamãe me pedia para passear com ele, quando o tempo estava bom, e eu, não tendo coragem de dizer não, concordava, lutando com meu medo de ser visto a seu lado por algum colega. Era um dia de sol forte e brisa suave. Um escorregador, duas gangorras, um balanço, as árvores, uns cachorros brincando no gramado.

No parque, geralmente, eu o deixava correr entre os brinquedos, enquanto ia me sentar num banco, com o fone de ouvido. Obviamente, Giovanni não brincava como os outros. Não se escorregava no escorregador, não subia no balanço, não escalava o castelinho, mas organizava estranhas erupções de areia, vindas de vulcões invisíveis, usava o balanço para fazer os bichinhos de pelúcia saltarem e era arrebatado pelos mínimos detalhes – um inseto, a ferrugem no ferro, uma pedra com veios particulares – que estudava com o cuidado de um cientista. Pois é, seu modo de brincar era o de um explorador, de um pesquisador. Sempre pronto a deixar-se deslumbrar pela maravilha das pequenas coisas.

Ele estava construindo uma estrutura de gravetos na base do castelinho. Eu o olhava distraído, pensando em Arianna, que inexplicavelmente tinha me ligado para perguntar sobre as tarefas – e, juro, a pessoa menos indicada para se telefonar e saber o que estudar era eu –, e estava relembrando as palavras que tínhamos trocado para entender se as tarefas eram uma desculpa para falar comigo ou se ela precisava mesmo da informação. Estava reexaminando o tom, os silêncios, as palavras, assim como Gió examinava a natureza no parque.

A certa altura, Giovanni começou a brincar com uma menina, arriscando fazê-la cair, com aquele modo impetuoso de mover-se de sempre. A menina não parecia muito assustada (por enquanto), mas eu já tinha me visto em situações semelhantes, então gritei:

– Seja bonzinho com a menina, Gió – o que chamou a atenção do pai da menina, que estava sentado a pouca distância e falando com outro senhor; o homem endireitou os bigodes, como fazem os gatos quando sentem perigo no ar, mas não fez nada, não se moveu, não foi recuperar a filha, só ficou vigilante por alguns instantes, até que sua atenção voltou-se novamente para a conversa.

A menina subiu no escorregador e Giovanni foi atraído por alguma outra coisa. No alto de uma das árvores do parque, dois corvos gralhavam entre si, como se fossem avançar um sobre o outro. Era estranho um dia tão quente naquela estação, estranho e magnético, e eu me deixava afagar pelo sol, e nos ouvidos a voz de Anthony Kiedis cantando "With the birds I'll share / this lonely view".

Foi nesse instante que vi passar de bicicleta um garoto que devia ter dez, onze anos. Estava com dois amigos, mas dava para ver que ele era o líder do grupo, pela pedalada desatenta, pela confiança nos movimentos, pela algazarra insolente que voava a seu redor como nuvens de mosquitos, enquanto ele se limitava a sorrir.

Olhar as pessoas é algo que me agrada; o espetáculo é gratuito e se aprende um montão de coisas. Então, continuei a observá-los. Fingiram estar se perseguindo, e depois pararam no bebedouro; um deles, usando uma jaqueta amarela fosforescente e de cabelos encaracolados, encheu a boca de água e esguichou nos companheiros, que se esquivaram para não se molhar. Depois, aquele que parecia o líder, vestido com um agasalho vermelho e um boné de beisebol, voltou-se para a área dos brinquedos, onde estavam Giovanni e a menina, e disse alguma coisa para os outros. Dessa vez fui eu a endireitar os bigodes como os gatos. Apertei as pálpebras e, à medida que os três se afastavam das bicicletas deixadas no chão e se aproximavam de Giovanni e da menina, percebi que os conhecia.

Aquele de agasalho vermelho era Jacopo, o irmão mais novo do Paolo, que estudava na minha escola, no nono ano, mas em outra classe. Se me visse com Giovanni, se apenas me associasse a ele, decerto iria contar ao irmão.

Não lembro exatamente o que Giovanni estava fazendo, mas era uma daquelas suas coisas estranhas, do tipo bater no ar um T-Rex e um velociraptor e imaginar que, depois, um buraco na terra engoliria ambos, tudo acompanhado por uma explosão nuclear de pedaços de madeira e folhas.

– Olhem aqui, rapazes – disse Jacopo, aproximando-se de Giovanni. – Mas o que temos aqui?

Um deles olhou a sua volta para ver se algum adulto já estava se aproximando em defesa do filho, mas não. Nenhum adulto no horizonte. Só um irmão mais velho, covarde, um pouco distante, sentado, ouvindo Red Hot Chili Peppers e concentrado em arranhar a madeira do banco com as unhas, para desafogar a própria frustração.

Giovanni ainda não tinha percebido nada e continuava sua brincadeira, como fechado dentro de uma bolha espaço-temporal. Ele não os tinha visto, não os ouvia. Mas eu sim. Por causa de um jogo curioso do vento, as vozes chegavam a mim límpidas como se eles estivessem na minha frente, como se eu pudesse tocá-los.

– Vocês viram a cara dele?

– E a língua? Olha só que língua... Não acredito!

– Ei! O que você está fazendo, cabeça chata?

Agora faziam um círculo em volta dele, como índios tomando de assalto uma caravana, e àquela altura nem Giovanni pôde evitar notá-los. Levantou os olhos acima das lentes dos óculos. Eu estava longe demais para perceber seu olhar, mas sabia com absoluta precisão qual, de suas muitas expressões, estava fazendo para eles: alguma coisa entre a dúvida, o tédio e a inquietude.

Jacopo agachou-se e bateu em sua testa com um dedo.

– Ei, tem alguém aí dentro?

Muitas risadas por parte dos outros.

Pronto, o momento era esse. O momento em que um irmão deveria se levantar do banco, ir direto de encontro a Jacopo, de uma vez, e, com ar de quem tem algo mais importante a fazer, perguntar se havia algum problema. "Levante-se!", disse a mim mesmo. "Mostre que é irmão dele! Levante-se! Escolha-o, droga, escolha-o!"

O menino com a jaqueta amarela disse:

– Acham que ele morde, se eu chegar perto?

Mais risadas.

Eu estava paralisado. Estava ofegante como depois de uma corrida, mas meu traseiro estava grudado no banco. Continuava a repetir a mim mesmo que tinha de me levantar, tinha de ajudá-lo; no entanto, minha própria voz, nos ouvidos, ecoava como das profundezas de um poço, hipnótica e preguiçosa.

– Ele tem olhos de chinês – disse outro.

– Diga algo em chinês, vai... O que você sabe dizer? Cabeção, encara essa, você sabe falar chinês?

Risadas.

Gió já tinha entendido que não estavam brincando, mesmo sempre tendo sido refratário às gozações. Para ele, bastaria pouco, muito pouco. Ter um irmão. Um de verdade. Não um desmiolado como eu. Alguém que fizesse correr aqueles idiotas, como se expulsam os vira-latas que cavam debaixo das moitas. Para ele bastaria um tantinho para fazer de conta que nada tinha acontecido. Por isso, se voltou para mim, para pedir aquilo que achava que eu era capaz de lhe dar.

Procurou meu olhar.

Eu o abaixei.

Concentrei-me nas palavras de Kiedis, "Scar tissue that I wish you saw".

Foi nesse instante que o Jacopo mostrou a língua para o meu irmão, produzindo com a boca um barulho repugnante. Gió não entendeu mais nada e berrou:

– Tiranossauro! – gritou o mais alto que conseguiu: – Tiranossauro! – queria que o tiranossauro o salvasse, pelo menos ele, já que eu o tinha abandonado. – Tiranossauro! – berrou, duas, três, quatro vezes, mas o fato é que o único a entender que ele estava dizendo *tiranossauro* era exatamente eu, seu irmão inútil. Porque, por causa da pronúncia arrastada e indistinta, o grito do Giovanni era praticamente um berro incompreensível, que só atiçou ainda mais a hilaridade do grupinho.

Eu não estava olhando. Foi só de esguelha, quase por acaso, que vi o pai da menina aproximar-se. Jacopo e os seus comparsas também o viram chegar e, talvez pensando que fosse o pai ou o tio daquele amalucado que estavam zoando, giraram nos calcanhares e fugiram. O pai inclinou-se ao lado da filha, arrumou-lhe o colarinho, disse algo que a fez sorrir, depois a pegou pela mão e afastou-se.

Esperei até vê-los desaparecer para além da fonte.

Jacopo e seus paus-mandados já tinham catado as bicicletas e ido embora.

Foi só aí que me levantei e corri até Giovanni. Não havia mais ninguém no parque: não havia mais valentões, não havia outras crianças, até os idosos e os cachorros tinham sumido. E já que não havia mais ninguém, me ajoelhei ao lado de Gió, que, mesmo contrariado, tinha voltado a brincar, como se nada tivesse acontecido. E caí no choro.

Chorei, chorei. Gió me olhava, curioso, sem comentar. Queria abraçá-lo, mas não conseguia. Tentei me recompor e lhe disse que estava na hora de voltar para casa, mas, mesmo durante o caminho, as lágrimas não paravam de cair. Gió me pedia explicações com os olhos e, como resposta, recebia lágrimas. Não conseguia olhar para ele. Em silêncio – interrompido pelos *scooters* que passavam e pelos soluços –, chegamos à Viale dei Castagni.

Quando paramos diante de nosso portão, Gió tocou a campainha.

– Não tem ninguém – disse, praguejando. – Estou com as chaves... – procurei nos bolsos. – Onde eu pus?

Giovanni tocou de novo.

– Já disse que não tem ninguém, espera... – e, enquanto isso, tateava os bolsos das calças e da jaqueta, e com a manga enxugava o nariz.

Giovanni tocou mais uma vez. Ele gostava de tocar a campainha.

– Não tem ninguém, entendeu? Espera um segundo... – a chave, porém, não aparecia; devia tê-la perdido. Estávamos trancados do lado de fora. Giovanni, com o polegar na campainha, continuava a tocar, a tocar, a tocar. Sorrindo. E o som da campainha me atravessava a cabeça, até que:

– Chega, caramba! Já disse que não tem ninguém – gritei. – Para com isso!

E, aos berros, o empurrei e ele caiu no chão.

Little John

– O truque é esse – explicou-me papai, agarrando-me pelos ombros. – Tem que ser convincente.

Tinha-se colocado de joelhos no tapete e me olhava diretamente nos olhos. No ar, havia cheiro de tomates e cebolas: mamãe tinha decidido que era hora de preparar as conservas.

– Você acha? – respondi, desconfortável, meneando a cabeça.

– Pergunte-me alguma coisa.

Bufei.

– O quê?

– Uma coisa qualquer.

– ...

– Vai, vai, vai, faz uma pergunta.

– O que causa o aquecimento global?

– Os peidos do meu filho – respondeu papai, como se fosse óbvio.

– Davide! – queixou-se mamãe.

Eu caí na risada.

– Não liga para ela – ele disse. – Não importa o que você diz – e apertou os meus ombros com mais força ainda, como para deixar a marca da mão –, mas *como* você diz. Estamos entendidos?

Concordei.

– Mesmo?

Concordei de novo.

Resumindo, rastejando pelos espinheiros da vida feito um bandido, tinha chegado ao dia do exame oral do nono ano. A questão era que, metade dos professores me adorava, ao passo que, a outra metade, preferia rolar na lama a ver a minha cara. Em História, Ciências, Matemática e Educação Física (sim, Educação Física) não conseguia um seis desde o fim da Guerra dos Trinta anos – que, obviamente, eu não tinha ideia de quando havia sido, mas certamente se passara muito tempo –, enquanto em Informática, Arte, Italiano, Música, Inglês e Religião (sim, Religião, o que é que tem?), era suficiente eu levantar a mão para conseguir uma boa nota. História, entre as matérias em baixa, era a primeira da lista. Por algum motivo misterioso, talvez devido à particular conformação de minhas sinapses, para mim era muito mais fácil aprender de cor qualquer uma das poesias de William Blake do que lembrar, sei lá, a data do armistício de Villafranca.

Saí para o quintal, onde Chiara, Alice e Gió estavam tomando café da manhã, banhados por um delicioso sol. No ar havia aquela alegria que sempre sopra na vida e nas pessoas no final da primavera: os passarinhos cantavam, as abelhas zuniam ao redor dos vidros de geleia e cada respiração era um sopro de esperança.

– Vou nessa – eu disse.

– Arrebenta – disse Chiara

– Tomara que não dê ruim – disse Alice.

Virei-me e levantei a mão em sinal de despedida e de vitória, mas na metade do caminho, voltei-me de novo.

– Ei, Joe.

Ele levantou o olhar do leite de arroz e me olhou como para dizer: "O que há, o que você quer, não vê que estou bebendo?".

– Vou embora – disse.

– Vinte minutos? – perguntou ele, pousando a xícara dos Power Rangers.

– Sim. Vou embora por vinte minutos. Conselhos?

Gió indicou um diplódoco, o dinossauro com o pescoço reto e longo que aparecia entre as xícaras e as latas amontoadas na mesa.

– Devo sair de lá com a cabeça erguida?

Ele concordou. E mergulhou de novo no leite.

A resposta foi um pouco críptica, mas decidi interpretá-la como bem entendia.

Qualquer que fosse o resultado, o importante era sair de cabeça erguida.

E foi assim que eu e a Fosca, ambos agitados, eu mais do que ela, e Black Keys nos ouvidos, corremos ao encontro do destino naquela esplendorosa manhã de início de verão. O Fundamental II tinha acabado. Loucura. Parecia ontem que tinha entrado pela primeira vez na sala. Mas o tempo é assim: o tempo é um traidor. Ele te pega na curva, desacelera quando você quer que ele corra, corre quando você quer que pare.

Pedalando para a escola, naquela manhã, perguntei-me se o fim do Fundamental era mesmo um fim, ou se poderia considerá-lo um início: o alvorecer de um novo dia. Talvez conseguisse colocar em ordem meus pensamentos e meus medos, descobrir quem eu era e o que eu queria fazer. Em casa houve uma espécie de conselho de guerra para me ajudar a decidir em que curso me matricular e, no fim, ficou decidido que eu iria para o Científico.

Chegando à escola, encontrei a Goss no pátio, acabando de sair do exame.

– E aí, como foi?

– Bem, espero que, por ter dito o nome certo, eles me aumentem a nota...

– Que nome?

– O meu.

– Foi assim tão mal?

Encolheu os ombros.

– Vai saber?

– As piores perguntas?

– Foram as da Tasso, obviamente. Imagina que me perguntou quando Napoleão declarou guerra à Rússia. Quer dizer, eu nem lembrava que ele tinha declarado essa guerra. Quero dizer, foi o primeiro assunto do ano...

– Não é possível – fiquei escandalizado. – Não é para fazer perguntas assim.

– Não, não é mesmo.

Cocei meu rosto e estava para me despedir e entrar, quando me voltei.

– Oi, só para saber, Goss, caso me pergunte...

– O quê?

– Quando foi que ele declarou a guerra?

– 1812. No fim, ela é que me disse. Com aquele olhar de gelo, voz aborrecida. Sabe como?

– Sei – concordei.

– Bom. Eu vou.

– Até mais.

– Até mais.

Fiquei ali no pátio observando-a ir embora com a cabeça baixa, os braços caídos ao longo dos quadris e arrastando os pés na calçada, desenhando dois trilhos de desconforto. Ergui o olhar para as janelas da minha sala de aula como um condenado. "Não adianta esperar mais", pensei. E me encaminhei.

Se pelo menos a Arianna estivesse comigo. Mas ela tinha feito os exames no dia anterior. Assim, tive que esperar minha vez no corredor, com uns colegas daqueles que mal cumprimentavam de manhã, cada um de nós entocado nos próprios medos: tinha quem repetisse datas e fórmulas mexendo apenas os lábios, de olhos fechados, como se estivesse rezando; quem não conseguisse ficar parado, andando para lá e para cá; quem soltasse risadinhas nervosas, parecendo ter tomado uma betoneira de café.

Enfim. Chegou a hora.

– Bom dia – eu disse, entrando. As carteiras tinham sido arrumadas em forma de ferradura. A sala era pequena, menor do que eu lembrava – deviam ter deslocado as paredes durante a noite – e, para além dos vidros poeirentos, resplendecia um sol de verão poderoso que me distraía. A classe dava para o pátio. Achei que tinha que procurar uma rota de fuga. Para escapar. Mas estava tudo trancado.

– Oh, aqui está o Mazzariol – disseram em coro os professores de Informática, Arte, Italiano, Música, Religião e Inglês, descontraídos. Alguns até sorriram, o que me deu uma boa sensação.

– Oh, aqui está o Mazzariol – disseram os professores de Matemática, Educação Física e Ciências, com a voz de quem acabou de ver uma barata saindo de uma fresta. Endireitaram a coluna, empunharam as canetas feito facas e empurraram os óculos no nariz com a ponta dos dedos. Alguns começaram a folhear o livro de texto, pensando no que me perguntar. Bem no meio do pelotão estava ela: a professora Tasso, de História. Ela nem me cumprimentou.

– O que tem para nós hoje? – perguntou, sem me olhar.

– Posso me sentar antes? – disse, logo arrependido pelo tom arrogante com que a frase tinha saído, porque essa não era a intenção: é que, se não me sentasse, corria o risco de desmaiar.

Ela fez sinal para que me sentasse.

Arrastei a cadeira para me aproximar dela, provocando um ruído bem irritante.

– Então? – disse, com uma careta e tamborilando na mesa.

– Trouxe um trabalho...

A Tasso tossiu para limpar a garganta, procurou uma bala na bolsa.

– ... sobre a arte da persuasão.

Os professores que gostavam de mim voltaram-me um olhar benévolo e trocaram entre si fortes sinais de aprovação. Os outros enrugaram a boca como uma couve-flor.

– Vamos lá – grunhiu a Tasso. – Fale-nos sobre isso.

Respondi e me saí muito bem.

Depois, porém, começaram as perguntas sobre as matérias. A primeira etapa tinha acabado, agora começava a dificuldade. Parecia-me que tinha nas mãos a flor da minha nota e arrancava as pétalas recitando "bem-me-quer, mal-me-quer": uma pergunta era de um professor bom, outra de um mau, sendo que o critério para os definir assim, obviamente, era o fato de que serem a meu favor ou contra mim.

A professora de Ciências perguntou-me se minha pesquisa podia ser ligada ao sistema nervoso. "Arte da persuasão e o sistema nervoso?", pensei. "O que tem a ver?" Eu estava nervoso e estava falando da persuasão, mas não acredito que fosse essa a ligação. Em todo caso, eu disse que sim, porque, se ela tinha perguntado, era óbvio que a resposta era aquela, mas, depois de uma mixórdia de frases que não levavam a lugar nenhum, ela me fez sinal para parar e inclinou-se para escrever alguma coisa numa folha com a mesma alegria de quem tem que tirar uma mosca do prato.

O professor de Informática, meu camarada, perguntou-me de que material era o trabalho que eu tinha levado. Pensei numa pegadinha, mas não, não podia ser. Disse:

– De papel... – e ele concordou.

O professor de Educação Física perguntou o que era movimento sagital. Pensando no que tinha me dito papai, comecei sério a falar de sagitário e do movimento com que atira a flecha, mas o professor me deteve com um gesto, antes que pudesse pronunciar a palavra "constelação".

Bem em Música e em Arte. Muito bem em Inglês.

Desastre em Matemática. Enfim, era a vez de História.

A Tasso vestia uma blusinha cinza escuro e um cardigã verde charco. Antes de fazer a sua pergunta, esquadrinhou-me longamente por cima dos óculos. Segurei a respiração, ouvi um coiote uivando e os fardos de feno carregados pelo vento varrendo o deserto.

– Há algum assunto sobre o qual gostaria de falar? – sibilou.

– Bem, então, o discurso sobre a persuasão, pois é, poderia ser ligado, por exemplo... à propaganda italiana depois da conquista da Líbia.

– Então você se preparou sobre a conquista da Líbia?

– Sim.

– Muito bem. Vamos falar da Segunda Guerra Mundial.

Não era verdade que eu tinha me preparado em relação à conquista da Líbia, ao contrário, entre todos os assuntos, esse era o que eu menos sabia, mas tinha certeza de que, se eu dissesse que o tinha estudado, ela não me faria perguntas a respeito. Mas a Segunda Guerra Mundial? O que eu sabia, então, da Segunda Guerra Mundial?

– Em que ano Hitler declarou guerra à Rússia?

Pânico.

Tela em branco.

Radiações do espaço.

Hitler. Rússia. Hitler igual a Alemanha. Rússia igual a Rússia. Segunda Guerra Mundial: de 1940 a 1945. A Alemanha evidentemente era contra a Rússia. Meu cérebro transformou-se, por alguns segundos, na fábrica de chocolate de Willy Wonka: os Umpa Lumpa cantavam e o algodão-doce escorria aos borbotões. Até que, de repente, radiante, veio-

-me a lembrança de uma conversa: Vittó, a palestra sobre a segurança nas estradas, um discurso sobre as coincidências, e uma cifra: cento e vinte e nove. Hitler e Napoleão tinham feito coisas parecidas com cento e vinte e nove anos de diferença. O que a Goss tinha dito? Que Napoleão tinha declarado guerra contra a Rússia em 1812. Então, Hitler tinha feito a mesma coisa cento e vinte e nove anos depois. Então, bastava somar 129 e 1812. Mas como dá para somar 1812 mais 129 sem calculadora? É um cálculo *monstruoso*.

– Mazzariol – disse a Tasso.

– Sim?

– Estou esperando.

– Sei.

1812 mais 129, maldição! "Pense", disse a mim mesmo, "fique calmo e pense". 1812 mais cem: 1912. Mais vinte: 1932.

– Não temos o dia todo, Mazzariol. Quando. Hitler. Declarou guerra à Rússia.

– Sim... já, já... me dê mais um instante.

1932 mais nove, 1932 mais nove, 1932 mais nove ... 1943. 1943? Não: 1941.

– Mazzariol, não...

–1941 – eu disse.

Tasso puxou os ombros para trás e esbugalhou os olhos, mas só um pouquinho; uma leve tensão atravessou-lhe a boca, sem se transformar em algo, muito menos em um sorriso.

– Vá em frente – disse.

E eu, àquela altura, galvanizado pelo glorioso trabalho tanto lógico quanto matemático, fui realmente em frente.

Não que eu tivesse muito mais a dizer, mas sempre me apegando ao conselho do papai, mostrei cada grama do meu atrevimento, encadeando uma série de fatos e eventos que tinham a ver com a Segunda Guerra Mundial apenas vagamente, falando tão depressa a ponto de impedir a qualquer um, inclusive a Tasso, de me interromper para fazer mais alguma pergunta. Enfim, o fato é que a certa altura Tasso levantou as mãos com as palmas voltadas para mim, os olhos semicerrados e disse:

– Está bem, está bem, Mazzariol. Está bom assim. Chega. Pode ir.

Eu me levantei, saí da sala com a cabeça erguida como um diplódoco, desci para o pátio. E o mundo era um novelo de alegria a ser desenrolado por completo.

Depois veio julho. E com julho, a praia.

Todo ano íamos à praia por três semanas: sempre no mesmo acampamento, com nosso *trailer* de sempre, para seis pessoas, e ficávamos na mesma vaga do verão anterior.

O programa praiano da família Mazzariol era esse: acordar às dez, praia, meia hora para passar protetor solar em todo mundo, banho de mar, volta para o *trailer* ao meio-dia, almoço às 13h. O almoço era preparado cada dia por um de nós, e aos sábados, quando era a vez do Gió, tinha pizza; aos domingos, porém, cada um de nós esperava que alguém mais se colocasse magicamente no fogão. O descanso da tarde estava previsto até as três – embora com Giovanni por perto fosse impossível descansar de verdade; por isso, esperávamos simplesmente a hora de passar de novo o protetor solar e ir para a piscina. Podíamos ficar lá até as cinco; depois vinha o lanche com fruta, pão com Nutella; depois, de novo, o protetor solar e todos iam à praia até as sete. Daí banho, jantar, a dança do acampamento na qual não dançávamos, o espetáculo do acampamento que não frequentávamos. Sorvete às dez. *Trailer*, pijama, naninha. Os dias sempre eram compassados pelo mesmo ritmo; ainda assim, com Giovanni nunca eram iguais.

Naquela região, oitenta por cento dos turistas era alemão. Foi lá que aprendi a dizer *Die Katze in der Kühl*, "o gato em um lugar frio", e *Meine Kuli ist rot*, "a caneta é vermelha". Os alemães.

Gente interessante.

Lembro que o povo do acampamento passava uma porção de tempo dentro ou na frente de seus *trailers*, comiam toneladas de Nutella, bebiam hectolitros de cerveja e passavam protetor solar o tempo todo. Lembro que as crianças andavam por ali com bicicletas sem pedal, aquelas que se empurram, não podiam tomar banho de mar (proibido) e, por isso, mergulhavam na piscina mesmo quando não era permitido. Recordo meu espanto ao vê-los jantar enquanto nós terminávamos o lanche. Usavam palavras muito longas e, em toda família, sempre havia ao menos um vestindo a camiseta de um jogador da seleção alemã. Entre os italianos do acampamento, por outro lado, havia uma família com uma criança de nove anos que atirava o dia todo para o nada, com uma espingarda de brinquedo do qual saía o som *fire fire*, e uma outra que tinha alinhado, com orgulho evidente, uma série completa de anões de jardim fora da porta do *trailer*.

Naquele verão aconteceram três fatos de absoluta importância.

O primeiro aconteceu numa noite, durante um dos pavorosos espetáculos organizados pelos animadores. Para ser honesto, aquele em particular foi menos pavoroso que outros – uma peça com o tema *O Rei Leão* –, e, na verdade, nós quatro, Chiara, Alice, Giovanni e eu – fomos nos sentar na primeira fileira. Das cem cadeiras, noventa e seis estavam ocupadas por loiros teutônicos e quatro por morenos Mazzariol. Apesar da evidente maioria de estrangeiros, o acampamento teimava, vai saber por quê, em apresentar as peças em italiano, motivo pelo qual os noventa e seis loiros alemães olhavam alternadamente para o palco e para nós, os morenos Mazzariol, para entender quando rir ou aplaudir.

A certa altura, durante uma fase de luta bastante conturbada entre Scar – não o meu amigo, aquele da história – e Simba, me dei conta de que Gió, até um segundo antes sentado a meu lado, tinha desaparecido.

Chacoalhei o braço da Chiara.

– Ei, o Gió sumiu.

– Para onde ele foi?

– Não tenho ideia.

Chiara levantou-se para olhar em volta e, no mesmo instante, ouvimos os alemães rindo. Perguntei-me se, por acaso, não tinham interpretado erroneamente o gesto de minha irmã. Mas não. Não era por isso. Alice foi a primeira a perceber o que estava acontecendo.

– Olhem. Lá está ele... – disse, apontando o palco.

Gió subira sorrateiramente no palco, sabe-se lá como, e, tomado por uma fúria vingativa, tinha se jogado para cima do ator que representava Simba (o bom), que naquele momento estava lutando com Scar (o mau).

– Vou pegá-lo – bufei, e ia me levantar, mas Chiara me segurou pelo braço.

– Não, deixa ele.

– Mas...

Minha irmã me puxou e me fez sentar.

– Deixa ele. Quem disse que as histórias sempre têm de acabar do jeito que foram escritas.

Ora, o fato é que, ao que parece, Giovanni não tinha entendido exatamente quem era o bom e quem era o mau e, tendo uma instintiva simpatia por Scar, tinha decidido correr em seu socorro, atacando com todas suas forças as pernas do ator, que, segundo o roteiro, deveria vencer a batalha, e que, ao contrário, tentando tanto continuar a peça quanto livrar-se de Gió, sem machucá-lo, acabou caindo sobre uma pedra e puxando o cenário de papel machê com a mão.

Entre as crianças alemãs, a euforia transformou-se em verdadeiro delírio: saltaram em pé todos juntos e começaram a bater palmas e a berrar feito uns loucos, com aquelas suas longas frases incompreensíveis.

Nunca na história do acampamento um espetáculo teve maior sucesso.

O segundo fato importante daquelas férias na praia teve como protagonista o menino italiano, aquele do fuzil do *fire fire*. Uma manhã aproximou-se de mim, Alice e Gió, que estávamos passeando pelas ruelas do acampamento à espera de que Chiara, mamãe e papai acordassem. Estava com a arma nos ombros, a tiracolo. Quando nos viu, pegou o fuzil como se estivesse enfrentando uma patrulha inimiga e perguntou:

– O que ele tem? – parando-nos e apontando-nos o fuzil.
– Quem? – perguntou Alice.

Indicou Gió, com o queixo.

– Ele.

Alice virou-se para olhar nosso irmão, como se não entendesse. Depois, fazendo cara espantada, perguntou:

– Por quê?
– Fala esquisito.
– Fala esquisito? E tem uma cara esquisita. Oh! – disse Alice, apertando um dedo contra a têmpora e abrindo um sorriso de conciliação. – Entendi. Desculpe. É que não estamos acostumados a encontrar pessoas que nunca foram...
– Onde?
– À Groenlândia.

O menino com o fuzil franziu a sobrancelha.

– À Groenlândia?
– Sim. Moramos lá parte do ano. Nosso pai é explorador.
– Vocês moram na Groenlândia?
– Parte do ano... – especificou Alice, flutuando a mão.
– E ele nasceu lá, por isso só fala groenlandês, obviamente. E tem as características somáticas dos groenlandeses. Groenlandês. Também chamado de *kalaallisut*. Ou esquimó da Groenlândia.

O menino abriu a boca feito um peixe; olhos e bochechas moles. Com o fuzil sempre apontado para nós.

Giovanni disse algo, cujo sentido era: "Temos mesmo que ficar aqui perdendo tempo com esse idiota?". Alice, com grande prontidão de reflexos, respondeu com uma fileira de palavras com muitos ts e ks.

– O que vocês disseram? – perguntou o menino com o fuzil.

– Que está na hora de irmos. Nossos pais já devem ter fervido o leite de rena.

– Leite...

– Sim, você sabia que é muito difícil de achar? Não entendo por que não o importam. Bom, foi um prazer conhecer você. Se quiser experimentar leite de rena, venha nos visitar...

Alice retomou a caminhada e ultrapassou o menino, que parecia ter visto um disco voador aterrissar na sua frente. Giovanni sorriu e lhe deu tchauzinho com a mão. Eu logo atrás. Quando estávamos longe o bastante, virei-me para espiar: ele ainda estava lá, com o fuzil levantado e o olhar cravado em nós, maravilhado.

– Você foi extraordinária – eu disse a Alice. – Como é que teve essa ideia de Groenlândia?

– Eu estava estudando isso ontem – ela disse, dando de ombros. – Era uma parte das tarefas de férias.

Observei-a.

Tive inveja dela.

Invejei a naturalidade com a qual tinha defendido Giovanni.

A mesma que eu deveria ter tido, no parque, poucos meses antes. Exatamente aquilo que eu não conseguia fazer. A coragem que não conseguia encontrar. Alice era minha irmãzinha menor, mas, comparada comigo, tinha-se mostrado gigantesca.

O terceiro fato importante foi a história da Nutella. Então, aconteceu o seguinte: eu e Gió fomos ao supermercado comprar leite para o café da manhã – não o de rena, não – e, já que estava lá, e sabia que nossa Nutella estava quase acabando, disse para Giovanni que fosse pegar um vidro, enquanto eu pegava o leite.
Peguei a costumeira embalagem de leite semidesnatado e fui procurá-lo.
E o achei.
Estava no corredor das geleias e dos biscoitos.
Mas não dava para crer nos meus próprios olhos.
Em vez de pegar um só vidro de Nutella, Gió tinha se apoderado de um carrinho, o arrastado até o corredor e o enchido de vidros, aliás, não de vidros, mas de *todos* os vidros de Nutella que havia na prateleira; ele a tinha esvaziado, depois subido no carrinho e agora estava me esperando sentado com as pernas e braços cruzados: rei de uma colina de chocolate.
A primeira coisa que senti, como sempre acontecia quando ele agia assim, era uma mistura de constrangimento e raiva. Daí, pensei, agora vão nos dar uma bronca, vão descontar em mim e, como sempre, faremos papel de palhaços.

– O que raios você aprontou? – berrei sem berrar, sufocando as palavras.

Ele disse algo do tipo que teríamos Nutella para sempre, para a vida toda, fez um sinal para eu empurrar e sair correndo, fazendo pose de imperador do nada, como de costume: levou uma mão ao queixo, outra ao quadril e fez cara de durão.

Mas àquela altura algo aconteceu.

Não sei dizer o quê, exatamente.

Foi como o sol da manhã, quando entra através da persiana e você tenta fechá-lo lá fora, mas ele, líquido e imprescindível não se deixa conter, mete-se em todos os buracos, em todas as frestas. Pensei em Alice, na sua reação com aquele menino do fuzil. Pensei em Chiara, quando ela tinha dito para deixá-lo fazer o que queria, porque não está escrito em lugar nenhum que as histórias têm de acabar do jeito que foram escritas. É isso. Quem tinha escrito a nossa história? Quem tinha elaborado o roteiro da relação entre mim e Giovanni, e entre mim, ele e o mundo? Quem? Ninguém. Os roteiristas éramos nós. Além disso, a responsabilidade de decidir como nossa história acabaria era minha. Ninguém inoculava o medo de julgamentos no meu coração, era eu quem o alimentava.

Resolvi entrar na brincadeira.

Sorri. Sorri para Giovanni e para sua vida oblíqua, para o jeito leve com o qual zombava de tudo e de todos. Pensei que o acampamento estava cheio de alemães que se alimentavam de Nutella e cerveja, e que mais cedo ou mais tarde alguém, sem dúvida, passaria ali para comprar um vidro de

Nutella. Sentindo uma repentina euforia, peguei o carrinho com Gió, o empurrei até o fundo do corredor e nos sentamos à espera. Menos de dez minutos depois, um senhor de sandálias e camiseta que transpirava "alemanitude" por todos os poros aproximou-se da prateleira, procurando algo que, ao que parecia, não conseguia achar. Olhou em volta incrédulo, resmungou algo, depois, decepcionado, estava para ir embora. Veio em nossa direção com o olhar cravado no linóleo do piso. Passou diante da gente. Ergueu a cabeça e os olhos e foi nesse instante que se iluminou. Olhou o carrinho cheio de vidros de Nutella. Olhou para nós. Depois novamente para o carrinho. E de novo para nós.

– Nutella – disse, indicando os vidros.

– *Ja* – eu disse.

Ele começou uma fala muito longa, uma frase estilo Mary Poppins com diversos *ms* e alguns *zs* que, eu intuí, queria dizer que tinha absoluta necessidade de um vidro de Nutella e nos perguntava se, por favor, podíamos lhe ceder um dos nossos.

– Um? – perguntei, mostrando o indicador.

– *Ja*. Um... – respondeu ele.

Fiz cara de dúvida. Eu e Gió fingimos cochichar animadamente. Até que, depois de um bom tempo, em que vimos o senhor alemão fritar feito uma batatinha, do alto de nossa magnanimidade concordamos em ceder-lhe um vidro.

Só faltou ele nos abraçar. Não sabia mais como nos agradecer. Chegou até a inclinar-se uma ou duas vezes, apertando o vidro contra o peito. E antes de se virar e ir ao caixa, berrou *Danke* e virou-se abanando a mão.

Eu e Gió nem conseguimos ter tempo de comentar o ocorrido e logo mais dois alemães, uma mãe com uma criança de colo e um senhor idoso se aproximaram da prateleira; a senhora, poucos segundos antes do senhor, mas, infelizmente, não acharam os potes de Nutella que procuravam. Bem, a coisa se deu mais ou menos do mesmo jeito: eles, desesperados, passando a nosso lado, veem o carrinho e veem Giovanni em cima dos vidros, tentam escalar na língua italiana como em uma pedra, recheando as frases com despautérios engraçadíssimos, o que nos obrigava, a mim e a Gió, a pensar nas coisas mais tristes do mundo para não cair na gargalhada, e eles, sempre eles, ao ver que nós, radiantes de generosidade, aceitamos compartilhar uma de nossas Nutellas, agradeciam em profusão. O senhor idoso deixou-nos até uma gorjeta. Tentei recusá-la, mas ele colocou um euro no meu bolso, desarranjou meus cabelos e fugiu, como se tivesse medo que mudássemos de ideia.

Passamos quase uma hora distribuindo Nutella, doando felicidade.

Depois voltamos para o *trailer*. Sem uma coisa essencial, porém: a Nutella. Papai não falou conosco por uma hora.

Pelo resto de nossa estada, fomos assediados por alemães que, quando nos encontravam pelo acampamento, paravam para nos cumprimentar, para nos agradecer, e alguns deles chamaram de lado mamãe e papai para dizer-lhes que filhos maravilhosos tinham criado.

Chegou então a hora de voltar para Castelfranco, a pátria do *radicchio*.

Mas não foi a volta de sempre. Alguma coisa tinha mudado. Em mim e à minha volta.

Vittó estava de férias nos Estados Unidos com a família, Arianna na Puglia, na casa de parentes, e tinha resolvido desligar o celular para desintoxicar-se, ou algo assim, de modo que, para não ter que falar com seus pais, a única maneira de ouvir sua voz era deixar a secretária eletrônica falar.

Por sorte, Brune e Scar estavam na cidade.

Então, a rotina, depois do almoço, se tornou pegar a Fosca e sair com eles para a aventura. Nada ilegal. E mesmo que fosse, como sempre dizia Scar, com nosso sistema judiciário, conseguiríamos ter tempo de nos tornar parlamentares e mudar as leis. Íamos de bicicleta para Vicenza, passando por estradas de terra. Íamos roubar espigas. Tocar as campainhas e também lançar bexigas cheias de água. Íamos fumar cigarro no quintal de um casarão abandonado, em que entrávamos escalando um muro baixo.

Daí, um dia, lá pelo fim do verão, convidei de novo Brune e Scar a ir à minha casa, para tocar. Era o período em que tínhamos começado a escrever nossas canções, e antes que me desse conta do que eu estava fazendo, já estávamos indo em direção à Viale dei Castagni. Não sabia quem estava em casa. Nem tinha pensado nisso.

Entramos gritando *oi, casa, lá embaixo, tocar, não perturbem*, e descemos no porão. Brune pegou a guitarra, Scar sentou-se na bateria, eu fui ao teclado. Naquele momento, lembro, estávamos até discutindo sobre o nome do grupo. Estávamos indecisos entre "As pedras rolantes", os "Trinta e três zagueiros no trem" e "Gabibbo Killer", mas nenhum desses nos convencia. Depois de termos nos aquecido com uma *cover* dos Biffy Clyro, começamos a tocar, meio ao acaso, na esperança de dar em algum pequeno motivo musical interessante, e estávamos ali, dobrados sobre os instrumentos, arrebatados pelo êxtase da criação, quando das escadas que subiam para a cozinha apareceu Giovanni.

Eu congelei.

Segurei o fôlego.

Parei de tocar.

Sem mover a cabeça nem o pescoço, lancei um olhar para Giovanni e depois para Brune a Scar, depois de Scar a Brune e para Giovanni. Gió estava usando um agasalho de ginástica. Olhava-nos em silêncio. Ele. Seus olhos. Seu rosto. Sua posição bizarra. Começou a agitar-se ao ritmo da bateria de Scar e fingiu tocar a guitarra para imitar Brune. Ria. E ria. E ria. E do mesmo modo, com uma naturalidade que eu nunca teria esperado – e ainda me pergunto por que motivo eu não esperava por isso –, riam os meus dois amigos, riam e tocavam. Como se, encontrar-se de repente diante de um menino com síndrome de Down, fosse a coisa mais óbvia do mundo.

Pensei (juro que pensei mesmo): "Mas não estão vendo quem é? É meu irmão. E é Down. Isso não espanta vocês? Não lhes parece estranho? Vocês não vão me perguntar nada? Não vão fazer alguma piada idiota para sufocar o mal-estar? Como assim, que tranquilidade é essa, que descaso é esse? Como é que não ficam surpresos por eu nunca lhes ter falado sobre ele? Por que se não se espantam com ele, então, bem, ao menos o fato de eu tê-lo escondido de vocês deveria surpreendê-los, ou não?

Não.

Não estavam surpresos.

Olhavam para ele divertidos, continuando a tocar.

Senti subir na garganta o sabor ácido do constrangimento. Mas novamente ecoou em meus ouvidos a voz de Chiara na noite do espetáculo sobre *O Rei Leão*: deixa ele, deixa ele fazer o que quer.

Gió gostava de música porque a música é movimento: e gostava de tudo, até de nosso ordinário improviso. Gió aproximou-se da guitarra de Brune e dançou um pouco, enquanto meu amigo se ajoelhava para tentar um *slide* de potência que vira em *School of Rock*. Depois foi até Scar, subiu nos seus joelhos e ele deixou; bateu nos pratos no seu lugar, obviamente fora de ritmo, mas visto que não éramos exatamente a melhor banda de *rock* do mundo, a coisa passou quase despercebida. Brune e Scar continuavam tocando. Gió não os incomodava. Eu era o único que tinha parado.

Quando Gió percebeu isso, decidiu que era hora de vir para me substituir no teclado.

Começou a bater nas teclas e saiu uma coisa tipo do mi fa do com um ritmo em sete oitavas. Brune acompanhou com a guitarra. Scar seguiu com caixa, tom e tarol. Eu não entendia. Estavam tocando com meu irmão? Foi naquele instante que comecei realmente a me sentir um idiota.

Voltei a tocar.

Gió saiu correndo.

Voltou um minuto depois com um chapéu estranho na cabeça e nas mãos um monte de bichinhos de pelúcia. Recomeçou a dançar. Brune e Scar não sorriam mais, riam mesmo, mas de um jeito gostoso, cheio, com a barriga e o coração. Gió fez os bichinhos dançar acompanhando as notas de nossa música, daí os lançou em Scar, que os repelia usando as baquetas da bateria como tacos de *basebol*. Depois foi a vez de Brune ser bombardeado, e ele começou a correr pelo porão sem parar de tocar, perseguido por Gió, que tentava atingi-lo com um T-Rex.

A música estava fazendo aquilo que sabe fazer melhor: eliminar as diferenças. Pensei que, diante de dois amplificadores, somos todos iguais. A música entra nos corpos e os corpos reagem. Brune estava com a língua de fora, Scar balançava a cabeça, eu mantinha os olhos fechados e movia os ombros, Gió lançava bichinhos e dançava.

Só depois, quando estávamos nos despedindo, falei com Scar e Brune. Contei tudo. De Gió e da vez do tubo. De como eu tive medo de contar-lhes, medo do julgamento deles. E como seria de esperar, eles me disseram que eu tinha sido um idiota.

A nossa primeira música a chamamos de *Little John*.

Uma tarde, no início de setembro, todos os Mazzariol foram assistir a um espetáculo do qual Giovanni ia participar. Gió não sentia mais medo do público e do palco como nos tempos do maternal, e tinha se deixado convencer a fazer teatro com uma companhia de pessoas com deficiência. Naquele ano estavam encenando *Teseu e o Minotauro*: uma maneira de refletir sobre os labirintos da sociedade, sobretudo aqueles em que são trancafiadas as pessoas etiquetadas como diferentes. Gió tinha algumas falas. Lembro-me de uma em particular. A certa altura, um sujeito de barba branca perguntou-lhe o que levaria consigo na sua viagem para Creta. Sua resposta foi:

– Batata frita e refrigerante.

Não exatamente o texto original.

No lanche organizado depois da representação, entre um copo de laranjada e um salgadinho só se falava de habilidades e deficiências, de coisas que se sabiam fazer e de coisas que não: parecia que tínhamos ido parar num Centro Pokémon.

– O seu tem o quê?
– O meu rola. E o seu?
– O meu mexe o braço direito como um martelo.
– Oh! Se vocês soubessem o que o meu faz quando fica bravo...

A certa altura, enquanto eu enchia meu prato com salsichas minúsculas recobertas de massa folhada, um garoto com Down, com uns vinte anos – apesar de ser sempre difícil adivinhar a idade de pessoas com Down, por parecerem crianças envelhecidas precocemente –, veio ficar a meu lado.

– Oi, eu sou Davide – disse com a boca cheia de fritas.
– Oi, eu sou Giacomo – e apertei-lhe a mão.
– Eu tenho Down. E você?
– Eu... bem, não, nada, eu... estou aqui para... – e estava para indicar meu irmão, mas ele me interrompeu.

– Nada? Qual é? Impossível. Todos são deficientes. Até o Tommy, ele também era. Está vendo aquele cara no jardim? – e apontou outro garoto com Down que falava com os fios de grama.

– Sim, estou vendo.

– Tommy era Down. Agora sarou.

– Mas como sarou?

– Diz que graças às cenouras que comeu outro dia não tem mais Down. Eu acredito.

– ...

– Mas vamos falar de você. Deve ter alguma coisa que não sabe fazer.

Pensei por um instante e disse:

– Não sei passar roupa.

– Ah, sim! – disse ele sorrindo. – A passasíndrome. Olha – disse abaixando o tom da voz –, é melhor ter Down que a passasíndrome.

– Por quê?

– Como por quê? Você tem auxílio governamental?

– Não.

– Eu tenho. O Estado me paga por ser Down e eu não tenho que fazer nada. Entendeu? Me dão dinheiro para existir. Os Down são o futuro.

– Bem, não acho que...

– Não preciso trabalhar. Mamãe ainda lava minhas roupas, achando que eu não sou capaz de fazer isso sozinho. Levam-me para cima e para baixo, então, não preciso tirar carta de motorista. Não tenho que procurar uma casa, porque meus pais querem que eu fique com eles para sempre, pelo menos por enquanto. Você ia gostar disso, hein?

– De fato, nada mal – sorri.

– Porém...

– Porém, o quê?

– Porém, Matteo, tive um período difícil.

– Meu nome é Giacomo

– Isso, Giacomo. Tive um período, Giacomo, que atiravam os bancos, as cadeiras e os livros em cima de mim. No Ensino Médio. Chamavam-me de monstro, idiota, deficiente, macaco. Não me queriam bem. Mas se eles soubessem...

– O quê?

– Que graças a eles comecei a gostar de mim mesmo. Comecei a agradecer a Deus por não ter-me feito assim, como aqueles que me ofendiam. Eles levaram a pior: nasceram sem coração. Cheguei até a agradecê-lo pelo cromossomo a mais. Espera aí, onde ficaria esse cromossomo a mais? – Ficou olhando para seu corpo.

– Seria no interior do núcleo das...

– Ah, aqui está, achei – e indicou um lugar entre o coração e o fígado. – Sou feliz por ser quem sou – disse, mantendo o dedo apertado sobre a malha. – Sou feliz por meu caráter, por meus amigos, por minha família, pela vida. Somos parte da vida – e fez um gesto amplo com as mãos. – A vida é a única coisa que se cria do nada. Toma formas diferentes: uma flor, um jovem cervo, uma pedra... não, as pedras não, embora, quando você as joga, as pedras se movem e então... seja lá como for, um jovem cervo, Davide, Giacomo, Filippo, Laura, uma canção de Battisti...

Sorri para ele.

– Claro, não serei um cientista – disse –, mas ninguém faz pão doce como eu.

– Você sabe fazer pão doce?

– Sim.

– De maçã?

– Sei.

–Você trouxe?

– São esses – disse, apontando uma mesa à minha esquerda.

Aproximamo-nos da mesa. Experimentei os pães doces. Eram os melhores que já tinha comido. Eu adoro pão doce de maçã. Tocou meu celular. Era Arianna. Achei que tinha voltado da Puglia e que talvez quisesse me ver antes do nosso primeiro dia de aula. Fui para um canto do Centro Pokémon, longe da confusão, para ouvir direito sua voz. De lá via meu irmão brincando com seus amigos. Sim, eu queria contar para ela. Com ele diante dos meus olhos, eu queria contar, para Arianna, sobre meu irmão.

– Arianna.

– Jack, preciso te dizer uma coisa...

– Eu também preciso.

Gió estava brincando de esconde-esconde. Era o momento. Seu sorriso me dava força.

– Ok – disse Arianna. – Você primeiro.

Mas senti uma estranha vibração na sua voz; então, respondi que não, que ela é que tinha ligado, ela falava antes.

– Vou mudar de cidade, Jack – disse. – Vou embora.

Spack Frush Snap

Arianna se mudou para Milão. Tinha sido uma decisão repentina, questões de trabalho do pai. O fato é que entre uma coisa e outra, apesar de um lanche num bar do centro, de que lembro como um dos momentos mais tristes da minha vida, apesar dos telefonemas com aqueles silêncios carregados de sentimentos não expressos, de frases truncadas, apesar das contínuas promessas de nos vermos – minha, de ir encontrá-la em Milão, sua, de voltar a Castelfranco –, passaram-se meses antes que conseguíssemos nos encontrar. E sobre Gió, mais uma vez, eu não consegui lhe falar. Não eram assuntos para se tratar por telefone, ou no meio das caixas de uma mudança.

Depois tudo aconteceu no mesmo dia: num dia de carnaval.

Domingo, dezenove de fevereiro, levantei mais tarde do que de costume, mas tendo em mente, clara, a promessa que fizera a Giovanni alguns dias antes: de levá-lo ao desfile dos carros alegóricos. Ele estava tão empolgado que só não tinha pulado em mim para me acordar porque os meus pais o tinham convencido de que eu manteria a promessa se ele me deixasse dormir até mais tarde.

Assim, depois do café, descemos juntos ao porão para remexer naquele que, em família, chamamos de *caixote das loucuras*: um enorme baú onde jogamos tudo o que a qualquer momento poderia ser útil para nos fantasiar, fazer brincadeiras ou coisas parecidas. Eu peguei uma peruca loira, um chapéu de bruxa, calças cor-de-rosa e um nariz de palhaço; ele, uma peruca azul, calças verdes com rabo de dragão, uma jaqueta vermelha de toureiro e orelhas de elfo; além disso, ele vestiu sua jaqueta cor de laranja, que por si só já parecia uma fantasia, embora não fosse.

Saímos de casa por volta das dez e chegamos à praça central de Castelfranco catando do chão todos os confetes em bom estado com que topávamos no caminho. Não tem nada mais triste do que confetes usados deixados para apodrecer nas bordas das calçadas, à espera que a chuva os arraste para os bueiros. Pensem bem: eles são criados, cortados, esperam meses, anos, fechados nos pacotes, tudo para ficarem no ar por alguns segundos e serem pisados à espera dos garis. Eu e Giovanni éramos contrários a tudo isso. Catamos três saquinhos. Ou, pelo menos, eu catei três saquinhos. Gió preferia enfiá-los nos bolsos, nas orelhas, no nariz e em qualquer outro lugar que pudesse conter ao menos um confete.

Enfim, uns quinze minutos de passeio e chegamos à praça.

Um monte de gente, praticamente Castelfranco inteirinha. A cada dez segundos encontrávamos um amigo, um colega, um pai para dizer oi. E, ao dizer oi, éramos eu, a minha peruca loira, minhas calças cor-de-rosa e Giovanni.

Tudo junto.

Sem vergonha.

Foi uma daquelas coisas que não têm explicação, uma daquelas coisas que acontecem e pronto.

As coisas, com Giovanni, desde a volta do acampamento, desde que ele tinha aparecido no porão para tocar comigo, com Brune e Scar, desde quando eu quase tinha conseguido falar dele para Arianna, desde quando eu tinha começado a tirar de cima dele o código de barras em que estava escrito Down e tinha começado a vê-lo pelo que ele era, como meu pai tinha tentado me ensinar muitos anos antes, no dia que eu tinha encontrado o livro com a capa azul, as coisas, como eu dizia, tinham melhorado muito. E quando, certa tarde, ele tinha se catapultado no quarto de ponta-cabeça e me pedido para levá-lo ao desfile de carnaval – eu e ele juntos, fantasiados juntos, no meio das pessoas, juntos –, respondi: "Sim, claro", e me pareceu óbvio.

– Olha – disse Gió no caminho, tirando alguma coisa do bolso da jaqueta.

– O que é?

– Entradas.

– Para quê?

Ele me deu as entradas para que eu as lesse: eram entradas para o parque de diversões.

– Ei! É fantástico. Onde você conseguiu?

– É segredo – ele disse.

Segredo, claro. Sabe-se que os ingressos para os parques de diversões vêm de ambientes escusos ou trocas de favores durante os recreios. Além do mais, eram para o tagadá e para os carrinhos bate-bate, os mais difíceis de encontrar no mercado negro. Não que isso, para Gió, fosse fundamental. Quero dizer: para ele, um carrossel com os cavalos ou um *shuttle* que anda feito um foguete e roda vertiginosamente eram divertidos do mesmo jeito.

Carnaval na praça quer dizer, em primeiro lugar, som. Uma canção do Prodigy à toda, mixada com o barulho da máquina de algodão-doce, com os corais em dialeto, com as percussões dos carros alegóricos, com as risadas das crianças que jogam confete umas nas outras como se fossem bolas de neve. Antes de entrar na praça, passamos pela sorveteria. A sorveteria, para Gió, era uma espécie de pedágio de rodovia: se você não lhe comprasse um sorvete, o ingresso na praça era negado.

E quando finalmente entramos na praça, entre duendes, fadas, super-heróis, mulheres que eram homem e homens que eram mulheres, Transformers de pouco êxito, Pokémons e Winxes, senti-me realmente livre: como no acampamento, cercado de alemães, mas dessa vez estava pisando nas mesmas pedras em que eu pisava todos os dias para ir à escola. Estava em casa. Ações e intenções, pela primeira vez, coincidiam. Eu era eu mesmo.

Depois de muitos anos, voltava a me divertir com Gió.

No início, eu o perdi no labirinto dos espelhos e, quando finalmente consegui sair, seguindo suas dedadas de sorvete nos espelhos, ele já tinha sido engolido pela multidão. Abri caminho a cotoveladas entre zumbis, *cowboys* e bailarinas, pensando para onde ele poderia ter ido, o que teria chamado sua atenção. Estava em pânico. Era a primeira vez que saía com Gió numa situação dessas, e mamãe e papai tinham insistido que nunca soltasse sua mão e assim por diante.

Levantei os olhos para as placas que brilhavam acima das cabeças das pessoas. Star Wars? Não, muito complexo. Enorme mulher nua que jorra espuma dos peitos? Não, muito cedo. Carrossel do Shrek? Então, essa podia ser. Cheguei lá resfolegando, escaneei caras, jaquetas, chapéus com mais precisão do que um satélite espião americano, e, para meu grande alívio, o vi, montando o Burro, com um garoto gentil que o segurava por trás para que não caísse. Dei um grito, ele me viu, ficou contente e, de tão feliz, abraçou o garoto que o segurava e ele retribuiu.

No jogo de pesca, em vez de pescar os cisnes de plástico para obter pontos e ganhar um prêmio, Gió pescou diretamente o prêmio que queria: uma zebra de pelúcia. O proprietário inicialmente lhe deu uma bronca, mas depois pensou melhor e lhe deu a zebra, declarando que era a primeira vez que algo assim acontecia.

Depois desligou às escondidas a tomada do *pungiball*, não sei se em nome do vandalismo ou da paz mundial. Depois viu um menino vestido de dinossauro, armou uma emboscada, fazendo-o rolar no chão. Daí tivemos a brilhante ideia de pegar um pote enorme de pipoca, antes de subirmos na roda gigante e ele o deixou escapar das mãos bem quando estávamos lá em cima: os passantes não ficaram felizes. Então, graças às entradas que ele ganhara de brinde, embarcamos numa série infinita de corridas de carrinhos bate-bate, no fim das quais foi furioso até o caixa, queixando-se porque tinham batido demais contra ele.

– Isso não se faz! – disse, agitando o dedo.

Depois viu uma menina vestida de fada e, não sabendo como abordá-la, pensou em lhe passar uma rasteira para poder ajudá-la a se levantar.

E nesse júbilo de liberdade, de volta à essência, a certa altura nos lançamos numa dança desenfreada com as notas de fundo de uma música do U2. Estavam rindo da gente? Oh, bem, como disse Davide, o Down de vinte anos que sabia fazer os melhores pães doces do mundo, quem não gostava de nós, só fazia aumentar nossa autoestima. As pessoas só desprezam aquilo que não entendem, aquilo de que têm medo. E, afinal, pensava, olha aonde Bono chegou.

Gió nem reparava. Para ele, as pessoas rindo dele estavam simplesmente rindo ao lado dele, e ele as deixava à vontade. Até porque ele ria ainda mais.

Foi nesse dia que inventamos nossa saudação pessoal. Na prática, eram cinco: *spack* – seguido do deslizamento das mãos –, *frush* – até nos segurarmos pelo polegar e pelo dedo médio para fazê-los estalar, *snap*.

E foi nesse dia, voltando para casa ao anoitecer, que ouvi alguém me chamando pelas costas.

Era Arianna.

Em carne, jaqueta e perfume.

Não podia acreditar em meus olhos. Ela estava usando o fone de ouvido e tirou. Eu tirei meu chapéu de bruxa e a peruca loira encaracolada; a calça rosa que eu vestia, bem, esta não, fiquei com ela.

– Oi – disse, paralisado pela emoção.

– Oi.

– Você por aqui...

– Pois é.

– Caramba... Podia ter me avisado...

– Eu mandei uma mensagem para você...

– Quando?

– Hoje de manhã.

Procurei o celular no bolso da jaqueta. Era verdade. Ela tinha me mandado uma mensagem. Mas entre a confusão de Giovanni e tudo mais, eu tinha até esquecido que estava com ele, o celular.

– Tem razão. Desculpe. É que... como você está?

– Bem. E você?

– Bem.

Arianna era ela. Sempre ela. Tinha um novo *piercing* no canto da sobrancelha, sim. Talvez tivesse até umas tatuagens, mas não podia vê-las porque ela vestia uma jaqueta. Porém, era ela. A certa altura consegui me recompor, voltei a ter pés, braços, o sangue recomeçou a correr, então, dei um salto à frente, como se alguém estivesse me segurando pela jaqueta até aquele momento, e a abracei. Fechei os olhos e entrelacei meus braços aos seus. Enquanto a apertava, senti seu perfume. Eu o esperava havia tanto tempo. Era o que mais me fazia falta nela. Mais do que qualquer outra coisa. Seu perfume gerou em mim uma sinestesia – tinha estudado isso havia pouco tempo, por isso sabia o que era e a reconheci –, a percepção olfativa provocou a reação de outro sentido: neste caso, o tato. Senti uma sensação física que começava pelos pés, como se estivessem sendo esmagados, e se propagava para a barriga, como se alguém a estivesse comprimindo. Era pesada essa sensação, concreta, e tinha gosto de pipoca. Que efeito estranho Arianna me causava. Até que ficou ainda mais complicado e...

Soltamo-nos.

Entre nós apareceu Gió. Tentando se inserir.

– Oi! E você quem é? – disse Arianna.

Suspirei.

– Ele é... meu irmão...

Arianna olhou-me divertida, pensando que eu estivesse brincando.

– Estou falando sério.

– Para... você não tem um irmãozinho.

– Tenho sim...

– ...

– ... Mas desde quando?

– Desde sempre.

– Não, vai, você está me zoando!

– Não, não estou te zoando.

Arianna olhou para Gió. Depois para mim. Depois para Gió. Depois para mim. Tinha os lábios um pouco entreabertos, só um pouco.

– É uma longa história – eu disse.

– Como você se chama? – perguntou Arianna a Gió.

Ele respondeu. Ela não entendeu.

– Giovanni – eu disse.

– Oi, Giovanni – disse Arianna.

– Como você se chama? – ele perguntou.

– Arianna.

– Eu sou Giacomo... – disse Gió. E riu, apertando-lhe a mão, e daí, um segundo depois, já estava correndo atrás de um gato que tinha visto aparecer detrás de uma árvore.

Eu e Arianna nos sentamos num banco para conversar, tínhamos bastante coisas para contar um ao outro.

Falamos muito sobre Gió, obviamente, do por quê durante o Fundamental eu não ter conseguido contar-lhe sobre ele. E quando me parecia não ter mais palavras, começamos a falar de Milão, de como era diferente de Castelfranco, falamos da nova escola, dos novos colegas. Eu sentia fluir entre nós o mesmo rio luminoso de confetes que tão frequentemente via nos olhos dos meus pais. Depois Giovanni veio nos chamar, já que queria brincar de alguma coisa, e começamos um longo desafio de pega-pega que, pouco depois, tirou meu fôlego e o dela. Aliás, para dizer a verdade, eu fui o primeiro a declarar-me vencido, e Gió, que àquela altura já estava interessado em qualquer coisa no jardim, pegou Arianna pela mão e a levou com ele. Arianna o seguiu. Vê-los caminhar juntos, de mãos dadas, foi o selo da minha luta interior. Não foi uma luta com máscaras negras, carros roubados, granadas, assaltos de banco, facas. Nenhum golpe de teatro. Tudo tinha acontecido nos treze centímetros do meu coração, no espaço de suas dimensões físicas; os socos eram só aqueles dados na porta da minha casa, porque eu me sentia um péssimo irmão, as bombas eram aquelas que eu sentia na barriga quando se abusava da palavra Down e eu não fazia nada; mas, diante dos dois, naquele dezenove de fevereiro, entendi que tudo tinha acabado. Que, de um jeito ou de outro, eu tinha conseguido.

Sendo assim, telefonei para mamãe para que viesse, por favor, buscar Giovanni, para que eu pudesse ficar mais um pouco sozinho com Arianna, para ver o sol se pondo no parque de diversões.

Ficamos ali até escurecer.

De todas as palavras ditas, lembro-me desta frase: "Já não importa o que você fez, mas o que você vai fazer, o que está fazendo agora". Que parece a frase mais banal do mundo, mas, eu juro para vocês, naquele preciso instante era perfeita, era a frase que precisava ser dita.

Enquanto eu olhava seus lábios se mexendo, pensei em quanto tempo teria que esperar para revê-los ao vivo. Tive vontade de abraçá-la, beijá-la, para ter seus lábios impressos para sempre nos meus.

Mas não fiz isso. E assim, naquele dia, nos despedimos na sombra de um pinheiro, já um pouco seco, com um abraço; eu com um par de calças cor-de-rosa e uma peruca loira nas mãos, ela com seu novo *piercing*. Ambos com a vida pela frente.

Se fechar os olhos e pensar nisso, ainda hoje sinto o calor daquele abraço.

Foi assim que segui para o fim do meu primeiro ano do Ensino Médio, entre a redescoberta de meu irmão e um monte de novidades, uma euforia sutil que me fazia levantar cada dia da cama como se a vida tivesse voltado a ser, sei lá, alguma coisa parecida com nosso baú das loucuras.

Vittó tinha se matriculado no Clássico, eu no Científico, mas nossas classes eram próximas, porque as duas escolas compartilhavam o mesmo prédio. Assim, continuava a vê-lo. E também tinha feito novos amigos, dois colegas de classe, Pippo e Poggi, com os quais compartilhava a mesma visão de vida que, resumindo, era mais ou menos assim:

a) ir para a escola sempre de agasalho;
b) rejeitar dinheiro e viver de permuta;
c) feder alegremente;
d) um dia sem o risco de uma advertência, é um dia não vivido;
e) nunca fazer hoje o que você pode fazer amanhã;
f) ficar de boa depois da escola;
g) frase mais usada: empresta uma caneta?

As horas que restavam depois da vadiagem da tarde com Pippo e Poggi, do basquete, de Vittó, de tocar com Brune e Scar, das meias horas gastas pensando no que eu deveria começar a estudar, dos sonos milenares, eu as empregava no pior dos modos: tinha me matriculado em todos os cursos da escola. Não sei por quê. Não gostava absolutamente de nenhum, mas era uma moda, uma mania: começava um curso e nos matriculávamos. Curso de dança popular. Curso de Excel. Curso de alemão. Curso de inglês. Curso de treinamento autógeno. Curso de *speak in public*. Curso de primeiros socorros. Curso de segurança no trânsito. Curso sobre meio ambiente. A frase mais em voga era: "Desculpe, tenho que ir para o curso". A mania, por sorte, durou apenas o primeiro ano; depois disso, comecei a ficar na escola o menos possível, como se ela causasse alergia.

No Ensino Médio descobri um monte de coisas loucas: que se você passasse a tarde tocando e no dia seguinte tivesse prova, você podia tirar dois; que se você copiasse a versão de latim da internet sem verificar se a professora tinha tirado alguma frase, ela perceberia; que se você não tivesse estudado sobre a evolução das espécies e dissesse que não queria tratar disso porque era criacionista, você tiraria dois, mesmo demostrando saber o que era criacionismo. Descobri, graças a Pippo e Poggi, que dava para ir a uma festa sem postar uma foto no Facebook, e valia do mesmo jeito. Descobri o café.

Descobri, nas pastas e nos diários dos meus colegas, frases que me modificaram profundamente, do tipo: "Não importa ser alto, importa estar à altura" e "Até um relógio quebrado marca a hora certa duas vezes por dia".

Fui ver Red Hot Chili Peppers em Milão. Aprendi toda uma filosofia de vida assistindo a uma entrevista de Tom Waits, na qual ele dizia: "I'd rather have a bottle in front of me than a frontal lobotomy", ou seja: "Prefiro ter uma garrafa na minha frente do que uma lobotomia frontal". Eu, Vittó, Hacker e Sapu, entre nossos amigos, extasiados, falamos por meses daquilo que tínhamos batizado de otimismo extremo, uma disciplina que tornou impossível para mim passar um dia sem sorrir. Eu errava uma cesta de falta e ficava feliz, porque pensava que poderia ter caído de mau jeito e quebrado o tornozelo. Tirava quatro em matemática e ficava feliz, porque pensava que podia ter tirado três.

Enfim, coisas assim.

O mundo falava sempre e só de mim. E para mim.

E talvez seja normal que, aos quatorze, quinze, dezesseis anos, seja assim.

Livros e filmes, por exemplo. Ajudaram-me a ver a mim mesmo, a Gió, a vida em um mundo diferente.

Acontecia, por acaso, quando eu menos esperava, por exemplo, durante a terceira temporada de *Breaking Bad*, quando Jesse Pinkman e Jane me fizeram entender que certas manias de Giovanni, do tipo repetir obsessivamente as mesmas ações, jogar os bichinhos de pelúcia ou ler o mesmo livro durante dias, da primeira página à última e depois de novo – coisas pelas quais era considerado doente, disfuncional –, continham, ao contrário, sinais de grande sabedoria. Nesse episódio, Jesse e Jane discutiam sobre Georgia O'Keeffe, uma artista contemporânea que pintou inúmeras vezes a mesma, idêntica, porta. Jesse pergunta-se que sentido tem fazer uma coisa desse tipo e Jane, sua namorada, responde: "Então não deveríamos fazer nada mais de uma vez? Eu deveria fumar só este cigarro? Talvez devêssemos fazer sexo uma só vez, segundo sua teoria. Deveríamos admirar um só pôr do sol? Ou viver só um dia? Já que cada dia é diferente, cada dia é uma nova experiência".

"Mas... uma porta?" – diz Jesse. "Sentiu-se tão obcecada por uma coisa que teve que pintá-la vinte vezes, até que ficasse perfeita?"

"Não, não colocaria desse modo. Nada é perfeito" – responde Jane. "Era a porta da casa dela e ela a amava. Para mim esse foi o motivo pelo qual a pintou."

É isso.

Como O'Keeffe amava aquela porta, Gió amava jogar bichinhos de pelúcia e olhar todos os dias os mesmos livros sobre os mesmos dinossauros. E fazia isso o tempo todo, para que aquele sentimento durasse mais tempo. Exatamente como minha mãe, com o vídeo em que eu aprendia a andar de bicicleta. Ponto final.

A vida com Gió era uma viagem entre opostos, entre diversão e desgaste, ação e reflexão, imprevisibilidade contínua e previsibilidade, ingenuidade e genialidade, ordem e desordem. Gió que se joga no chão fingindo cair por engano. Gió que escreve cada ação antes de realizá-la. Gió que salva um *escargot* da vovó, porque ela quer cozinhá-lo. Gió que, se você perguntar se aquilo que tem nas mãos é um bichinho de pelúcia ou um lobo de verdade, responde: "bichinho de verdade". Gió que dá rasteira nas meninas só para ajudá-las a se levantar, fazer-lhes um carinho e perguntar-lhes: "Como vai?". Gió que: na África há zebras, nos Estados Unidos os búfalos, na Índia os elefantes, na Europa as raposas, na Ásia os pandas, na China os chineses. Que, se vê chineses passando, ri e puxa os olhos, embora já sejam puxados como os deles. Giò cuja maior disputa se resumia a se o T-Rex era carnívoro ou herbívoro. Que acha que as idosas são moles; e diz isso na cara delas, de todas que encontra. Gió que, se vê um cartaz dizendo "Proibido pisar na grama", o vira e depois pisa na grama. Que, se você o manda lá em cima buscar o seu telefone e para perguntar ao papai se ele quer sopa, vai até papai e pergunta se ele quer o telefone. Que diz "faço sozinho" e te manda embora com tamanha incerteza na voz que faz você entender que está dizendo aquilo para si mesmo, para se dar força. Gió que não entende por que sua sombra o segue e, de vez em quando, volta-se de repente para ver se ela ainda está ali.

Gió era tudo, mas, mais do que qualquer outra coisa, era liberdade. Ele era livre de todas as maneiras que eu teria gostado de ser.

Gió tinha voltado a ser meu super-herói. E nunca mais deixaria de me embasbacar.

Uns dois anos depois, certa tarde, Gió entrou na cozinha e me trouxe um desenho que tinha feito na aula de Arte. Não vi logo a imagem, porque ele me entregou a folha virada para me mostrar antes o dever e a nota: "Ilustre a guerra, nota: dez". Festejamos com um dos nossos cinco – *spack frush snap*. Depois virei a folha: *Giovanni Mazzariol, Garota sentada num banco tomando um sorvete sozinha, 210 x 297 mm, pastel sobre papel certamente roubado de um amigo, guardado na escola fundamental Giorgione, temporariamente cedido à fundação casa Mazzariol.*

Observei o desenho sem entender: tinham lhe pedido para fazer um desenho sobre a guerra e ele tinha rabiscado uma garota com um sorvete na mão. Na hora não comentei, mas, depois que Gió saiu da cozinha, eu disse para minha mãe:

– Bem, está na cara que lhe dão as notas de presente.

– É o que parece – disse Alice, mostrando-se de acordo comigo.

Mamãe perguntou por quê.

– Por quê? Porque aquele desenho não tem sentido. Não tem nada a ver com a guerra, e mesmo assim lhe deram dez.

A coisa acabou ali.

À noite, não sei por que, fiquei subitamente com vontade de pensar e escrever. Apanhei o meu diário. Na capa havia uma frase minha em evidência: "A coisa que me dá mais medo: uma página em branco. A coisa de que mais gosto: uma página branca". Nas folhas daquele diário meio que estava toda minha vida. Era o meu Vittó de bolso. Quando estava para começar, vi no criado-mudo, ao lado da cama, o desenho de Gió, aquele que ele tinha me mostrado depois do almoço. Perguntei-me mais uma vez como era possível ter tirado um dez com aquele desenho estilizado e fora do tema. Tentei analisá-lo baseando-me nas cores e nas formas, mas nada. Sentia que havia algo mais, algo que não conseguia entender. Por que a mulher? Por que o sorvete? Por que sozinha? Por que triste num canto do banco? O que ele queria comunicar?

Teria sido fácil arquivar a coisa como uma de suas esquisitices.

Teria sido fácil pensar que não tinha entendido a proposta.

Teria sido fácil, sim. Mas me lembrei de que ele tinha a mesma velha professora que eu tive. Ela sempre escrevia avaliações descritivas no caderno de cada aluno, desenho por desenho. Desci para pegar a pasta de Gió e encontrei o caderno de Arte. Última página. Ali estava a avaliação. Li:

> À solicitação de ilustrar a guerra, todos os alunos da classe desenharam fuzis, canhões, bombas, mortos. Todos menos um. Mazzariol escolheu representar a guerra a seu modo: a garota é a noiva do soldado que partiu para a guerra. Agora tem

de tomar sorvete, que para Mazzariol é a coisa mais linda do mundo, sozinha.

A guerra também é isso: tomar sorvete sozinho. (A explicação foi-me dada por ele mesmo e a reconstruímos juntos.)

Parabéns, Mazzariol!

Papai é secretário

O carma existe. Tive a prova disso no estacionamento de um cinema, certo verão; e sim, sempre acontecem coisas interessantes nos estacionamentos.

Quando você é estudante, o verão no hemisfério norte não começa em 21 de junho, mas um segundo depois do último sinal no último dia de aula. E na noite daquele primeiro dia de férias oficiais, o primeiro dia de verão, mamãe, papai, Chiara, Alice, Gió e eu decidimos ir ao cinema para festejar o nosso solstício pessoal. Não lembro que filme era, mas isso não era importante: importante era estarmos juntos, rirmos e enchermos a cara de pipoca.

Estacionamos em uma das vagas Vip – como nós as chamamos – ou seja, aquelas demarcadas para pessoas especiais. Eu adoro as vagas Vip. São um sinal de respeito da sociedade por gente como Gió; são uma moldura dourada em volta de seus deslocamentos ou, para ser exato, de suas paradas. Para usufruir de uma vaga Vip, você tem que carregar um verdadeiro certificado Vip. Sim, porque um monte de gente gostaria de ter uma permissão Vip – a autorização que você coloca no para-brisa e que transforma o carro comum em um carro Vip –, só para você não enlouquecer procurando uma vaga onde deixar o carro. Mas não. Não é para qualquer um.

Seja lá como for.

Chegamos, estacionamos e entramos no cinema. Bem, vocês precisam saber que nós, os Mazzariol, não somos espectadores comuns: somos a família com a risada mais descoordenada do mundo. Durante as comédias – e muitas vezes vamos ver comédias, porque são os únicos filmes sobre os quais todos estão de acordo –, não rimos nunca das mesmas coisas e nunca com a mesma intensidade. Papai ri de tudo, mamãe sobretudo dos acidentes domésticos, Chiara só das tiradas sutis, Alice, sei lá, ri porque talvez tenha visto uma garota vestida de fúcsia que lhe faz lembrar de sua amiga idiota, eu dos *nonsenses* e Gió... bem, quem é que consegue entender o que faz Gió rir? Em todo caso, qualquer coisa que o faça rir, ele ri o triplo que todos nós juntos.

Acrescente-se o fato de que costumamos esquecer pelo menos um telefone ligado, mastigar como ceifadeiras, abrir latinhas antes chacoalhadas, deixar cair bolsas, produzir flatulências, gritar pelos beliscões, aplaudir... Então, não sei por que –, quando papai vai ao cinema de Castelfranco pedir seis entradas, a caixa, conhecendo-o, sempre tenta convencê-lo a fazer outra coisa: "Vocês já foram à feira?", "Oh, têm brinquedos novos na praça", "Hoje tem futebol, Giorgione vai jogar", "Abriram uma nova sorveteria, sabia?".

Em todo caso, naquele primeiro dia de verão, sempre com base no calendário interior de nós estudantes, fomos ao cinema e, como eu já disse, não lembro qual era o filme. Para dizer a verdade, nem sequer me lembro o que aconteceu no escuro daquela sala – embora tenha certeza de que foi um tumulto, como de costume – porque cada átomo da minha memória dedicado àquela noite está ocupado pelo que aconteceu na saída.

O que lembro é que, saindo do cinema, enquanto andávamos em direção ao carro, evaporando no calor úmido de junho a umidade e o frescor do ar condicionado, notamos ao longe dois policiais que discutiam animadamente com alguém que tinha estacionado o carro bem ao lado do nosso, em outra vaga Vip.

– Alguém deve ter estacionado na vaga reservada sem permissão – resmungou mamãe.

– Pois é – disse papai.

– Tem gente que não está nem aí para as regras – comentou Chiara.

– É que tem gente que é invejosa – especifiquei, e talvez estivesse para acrescentar mais alguma coisa, mas naquele instante um garoto, provavelmente o filho do homem e da mulher que falavam com os policiais, saiu do carro e eu fiquei de boca aberta, maxilar travado como se estivesse fora do eixo. Parei, incapaz de dar outro passo. Não podia acreditar. Olhei melhor o garoto: tinha a minha idade, mas vestia um pulôver xadrez, uma echarpe horrorosa e calças de algodão cinza. Era um sujeito que parecia ter sido esquecido ali trinta anos antes, ou então que tinha atravessado alguma porta espaçotemporal. Mas, sobretudo, era alguém que não via havia muito tempo e que na minha cabeça (e em vários outros órgãos do corpo) tinha ficado sempre associado ao período mais difícil da minha vida.

Pisone.

– O que você está fazendo? – perguntou mamãe, virando-se e vendo-me imóvel. – Seus avós estão nos esperando para o jantar, vamos.

Desfilamos ao lado da Piso-família num silêncio de justa indignação. O Piso-pai e a Piso-mãe não nos dignaram sequer um olhar, de tão concentrados em discutir com os policiais, enquanto ele, Pierluigi, levantou o olhar o suficiente para nos fazer entrar em seu campo de visão, e ver-me, e reconhecer-me. Endireitou a coluna. Fixou-me, depois mamãe, depois papai, depois Alice, depois Chiara. E, enfim, Gió. Olhou para Gió e olhou de novo para mim. E sua expressão era tudo o que eu tinha desejado naquele distante dia no pátio da escola. A nossa serenidade abatia-se como uma marola contra seus óculos, contra seu nariz, contra seu convencimento de saber coisas, quando, na verdade, não sabia nada.

Mantivemos o olhar fixo um no outro por alguns segundos e, naqueles segundos, o que pensei foi: "Não, no fundo não te odeio. E não te desejo mal. Talvez só nos tenhamos encontrado na hora errada, dois garotinhos assustados por motivos diferentes". Entrei em nosso carro, abaixei o vidro que dava para o Piso-carro, peguei a permissão para deficientes e a joguei escondido, preciso como um ninja, na BMW de Pisone, através da porta, que, por sorte, tinham deixado aberta. Os guardas não me viram. Nem os pais de Pierluigi.

Ele sim.

Levou alguns instantes para entender; depois se inclinou no banco e:

– Achei, papai! Está aqui...

Piso-pai entendeu no ato e arriscou um apropriado:

– Graças a Deus!

– E quem seria o deficiente? – perguntou o guarda, suspeitando.

O Piso-pai balbuciou algo.

O policial estava para verificar se a autorização pertencia efetivamente à família Antonini, quando o rádio da viatura grasnou e uma voz metálica, proveniente da central, disse que deviam ir não sei a que lugar para fazer não sei o quê. O fato é que, sem perder mais tempo, entraram no carro, dizendo:

– Coloquem-na à vista, da próxima vez... – e foram embora.

Pisone esperou paciente que se afastassem; depois, me devolveu o cartão. Seus pais já tinham desaparecido dentro da BMW.

– Obrigado, Giacomo.

– Eu não tenho nada a ver com isso. A permissão não é minha. Você deve agradecer a ele – e indiquei o Vip.

– Obrigado... – Pierluigi ofereceu a mão a Giovanni, que, primeiro, se aproximou como se fosse cheirá-la e, depois, apertou-lhe a mão.

Sorriram um para o outro.

Naquele verão, na praça principal de Castelfranco, chegou Moreno, um *rapper* por quem Giovanni ia à loucura. Decidimos ir juntos: eu, ele e Sapo, o sapo. Ele me fez chegar seis horas antes, para conseguir um lugar na primeira fila. Não havia ninguém ainda, a não ser nós, o palco e os homenzarrões da segurança. Não tendo nada mais a fazer, Gió começou a brincar com eles, os homenzarrões: puxava o cabo do fone de ouvido de um deles, do outro desamarrava os sapatos e com o terceiro imitava a voz do rádio para distraí-lo, e assim por diante.

A certa altura, chamei Gió de lado, ajoelhei-me e pedi explicações.

– Gió, o que você está fazendo?
– Quero ir lá atrás.
– Nos bastidores?
– Sim. Ver Moreno.
– E por que faz essas coisas com os homens da segurança?
– Porque quero ir lá atrás.
– O plano seria esse? Ser preso pelos seguranças para ir aos bastidores?
– É sim – e deu tapinhas nos próprios ombros, satisfeito por seu engenho.
– Olha, se você encher o saco dos seguranças, eles depois não te deixam entrar pra ver o Moreno, sabia? Melhor achar um outro jeito.

Abalado por minhas palavras, Gió entendeu que devia reavaliar a situação.

– Errado – disse, e fez cara de quem pensa, coçando o queixo e resmungando, até que: – Já sei! – e levou o dedo à têmpora; portanto, era mais que uma ideia, era uma ideia genial.

Correu em direção às barreiras, dobrou-se e se encolheu à espreita como um agente secreto. Tinha dois homenzarrões da segurança bem na frente dele, mas daquela perspectiva ele só lhes via os sapatos. Evidentemente pensou que, pelos sapatos estarem parados, os vigias estivessem dormindo ou desmaiados, e, depois de um sinal combinado – que deu a si mesmo –, apertou Sapo, o sapo, contra o peito e rolou sob as barreiras. Meia volta e parou sobre os pés de um dos homenzarrões, que o pegou benévolo e, sorrindo, o devolveu a mim.

– Então, como foi? – perguntei-lhe, colocando-o no chão.
– Funcionou?
– Quase. Eu estava quase lá. Ajude, Jack. Ajude-me.

Que ajuda eu podia lhe dar? Eu não tinha muito à disposição para subornar o segurança. Gió, então, tirou do bolso sua figurinha predileta, colocou o dedo na têmpora e disse que talvez pudéssemos tentar com ela. Eu respondi que não funcionava como com as prendas do catecismo, no qual o valor dos objetos era afetivo. Ele disse que não entendia: aquela era sua melhor figurinha! O T-Rex brilhava no escuro. Tinha levado um ano para encontrá-la. E fez uma cara triste, triste e doce ao mesmo tempo, que, assim que eu vi, disse:

– Como não pensei nisso antes...? – e daí fui eu quem colocou o dedo na têmpora.

Perguntei a um dos homenzarrões se, por favor, podia falar com o chefe dos chefes da segurança. Ele perguntou por que, se precisávamos de ajuda. Eu respondi que não, que não havia problemas, só uma questão particular a ser discutida com alguém muito, muito importante. Então, mesmo em dúvida, o homenzarrão concordou em chamá-lo. Foi assim que, alguns minutos depois, apareceu um tipo enorme, um Bud Spencer mais nórdico e *hard*, que, com extrema gentileza, me perguntou do que eu precisava. Disse-lhe que eu não precisava de nada, mas ele: peguei Gió no colo e o mostrei a ele. E Gió fez a sua cara triste e doce, mas tão triste e tão doce que teria derretido o coração da princesa do gelo.

– É que ele – eu disse – queria muito poder cumprimentar Moreno. É seu cantor predileto, é sua felicidade, sua alegria. Com esta vida difícil que ele tem, sabe, a voz de Moreno é realmente uma luz nos momentos mais escuros... – e tive a sensação física da glicemia que enlouquecia. – Seria para nós, para ele, sobretudo, uma coisa inesquecível podê-lo encontrar pessoalmente.

Àquela altura, o Bud Spencer mais nórdico e *hard* estava para chorar.

As portas dos bastidores se abriram diante de nós como se tivéssemos dito *Alohomora*.

Cinco minutos depois estávamos com Moreno atrás do palco e ele, bem, ele foi realmente gentil. Entre autógrafos seus para Giovanni e autógrafos de Giovanni para Moreno – meu irmão pensava que se tratasse de uma troca recíproca –, descolamos também algumas fotos graças ao telefone de uma garota que trabalhava ali e que correu em nossa direção, quando Moreno propôs fazermos uma foto juntos e eu respondi que meu telefone, à base de manivela, não tinha câmera.

– Se vocês não tirarem uma foto de recordação – disse ela, ansiosa –, será como se o encontro nunca tivesse acontecido.

– Verdade? – perguntei espantado.

– Verdade – ela me garantiu.

Gió insistiu para mostrar a Moreno nosso cumprimento *spack frush snap*, e Moreno demonstrou-se sinceramente impressionado; rindo, disse que nunca tinha visto um cumprimento tão desengonçado.

Eu concordei.

Foi uma noite extraordinária.

Durante o *show* senti uma emoção louca. Sim, eu. Como se eu estivesse no último *show* do Rage Against the Machine. A emoção de Giovanni era tamanha a ponto de irradiar toda a praça: era contagiante. Coloquei-o nos meus ombros. As pessoas se queixaram, dizendo que não conseguiam enxergar, mas fingimos que não era com a gente. A certa altura Gió lançou Sapo, o sapo, sobre o palco. Moreno o reconheceu, pegou e agradeceu a Gió diante de todos, procurando-o entre a multidão. Ele o viu e o apontou. A praça inteira explodiu.

Foi como ir a um concerto com meu melhor amigo. E o meu melhor amigo era ele, Giovanni, o meu irmãozinho com um cromossomo a mais.

Uma noite, alguns dias depois do concerto, eu estava deitado na cama olhando certos tutoriais idiotas que Poggi tinha me mandado, coisas do tipo: como acender um isqueiro, como coçar o nariz, como fantasiar o cachorro de crocodilo. A certa altura, eu também decidi escrever um tutorial: como colorir uma folha branca de branco, *nah*; como jogar badminton sozinho, *nah*; como desfazer um cubo mágico, *nah*. Depois meu olhar caiu no desenho do Gió, aquele sobre a guerra, com a garota tomando sorvete sozinha. Estava pendurado na parede do nosso quarto e era a última coisa que eu via todas as noites.

"O que fazer se ofendem alguém com síndrome de Down", pensei. Este seria um tutorial que podia ser útil.

Afofei bem o travesseiro, deitei-me, cruzei as mãos atrás da cabeça e levantei os olhos para o teto, em direção a Zack de la Rocha. Perguntei-me: como tinha enfrentado o problema até aquele momento? Bem, digamos que as minhas reações podiam dividir-se em três categorias.

A primeira era aquela gentil, do tipo: "Olha, desculpe, *toc toc*, você acabou de usar a palavra Down de um jeito – como dizer? –, pouco apropriado. Não faça mais isso, ok? Obrigado. Tchau".

A segunda era aquela atravessada por uma irritação sutil, do tipo: "Escuta, desculpe, *toc toc*, você acabou de usar a palavra Down de um jeito – como dizer? –, idiota. Não use de um jeito idiota palavras que você nem sabe o que significam, está bem?".

A terceira reação era aquela nervosa, do tipo: "Quem, raios, você está chamando de Down, seu cretino? Quer que eu quebre a sua cara?". Eventualmente ampliada para a versão Super Saiyajin,[8] até com nariz contra nariz, puxões e assim por diante.

Bem, durante anos minhas reações foram essas. Sempre pensei que o ataque é a melhor defesa. Enfim, sempre tinha "soltado os cachorros". Mas de que adiantava? De que tinha

---

[8] Trata-se de uma raça de superguerreiros do anime e mangá *Dragon Ball* e suas sequências, *Dragon Ball Z*, *Dragon Ball GT* e *Dragon Ball Super*, que faz muito sucesso entre crianças e adolescentes. [N.E.]

adiantado? Decerto não são os insultos que convencem as pessoas a não se insultarem. Não é assim que se desencadeia a mudança no coração das pessoas, assim como Gió tinha desencadeado em mim, com sua presença carinhosa e constante, com seu frescor, com seu olhar admirado.

Bem, carinho e admiração eram a chave. E, claro, não havia muito nem de um nem de outro em: "Quem, raios, você está chamando de Down, seu cretino?".

Tinha que achar outro método. A solução foi sugerida por meu pai.

Aconteceu que um dia ouvi uma conversa dele. Estávamos eu e ele no mercado e um cara bem vestido, com a camisa certa e a gravata certa, e o cinto combinando com os sapatos, ficou à nossa frente e começou a cumprimentar meu pai alegremente. Era um velho colega do Ensino Médio. Não se viam havia vinte anos.

– Davide, como vai?

– Bem, e você?

– Bem... Com que você está trabalhando?

"Como assim", pensei, "você não o vê faz vinte anos e a primeira coisa que pergunta é sobre o trabalho dele?". O fato era que, também a mim, faziam de vez em quando essa pergunta; isto é, não que trabalho eu tinha, mas qual era o trabalho dele, do meu pai. Bom, essa é uma pergunta que eu nunca faço: "Você trabalha com quê?". Prefiro perguntar em quem a pessoa votou nas últimas eleições: a partir daí se entendem muitas coisas.

Enfim, meu pai era e é secretário. Numa escola maternal. Até aquele momento, até aquele dia, eu sempre respondia: "É contador em uma empresa", e todos me olhavam como se dissessem: "Uau!", pensando sabe-se lá o quê; porque, quando eu respondia *secretário*, assim, sem pensar, o povo me dava um tapinha nos ombros, como para dizer: "Puxa, sei que é duro, mas você pode contar comigo". Era o mesmo tom condescendente de quando eu dizia que tinha um irmão com síndrome de Down. Neste último caso, chegaram até a me abraçar, e cheguei a encontrar balconistas que me deram desconto dizendo: "É o máximo que posso fazer".

Certa vez um cara chegou a me dar pêsames.

Mas naquela manhã, no mercado, ao sujeito com a gravata certinha *et cetera*, papai respondeu:

– Como profissão sou pai. No tempo livre sou empresário de carimbos, pesquisador de erros de balanço, doutor em humores das professoras. E jogador de futebol profissional nos recreios. E escritor de gênero...

– Que gênero?

– Drama empresarial. Sabe, os relatórios?

– Para com isso! O que você está dizendo? É um modo de dizer que está desempregado?

Papai sorriu.

– Não. Para dizer que sou secretário numa escola maternal.

– Tá brincando... – replicou ele, com um sorrisinho.

– Juro.

O outro assumiu uma expressão estranha, como se ainda não acreditasse.

– E como é que você foi trabalhar nisso?

– Bem, admito que foi duro. E não escondo que tive um monte de outras atividades antes de conseguir esse posto. Trabalhei para grandes empresas, tive que aceitar benefícios de todo tipo. Mas finalmente consegui.

O velho colega de escola parecia cada vez mais incrédulo.

– Fazia anos que sonhava com isso: secretário – e fez um movimento em arco com a mão, como para visualizar a placa na porta do escritório. Depois começou a elencar com os dedos: – Contrato por tempo indeterminado; refeição gratuita; crianças que contam piadas; mães – disse, piscando um olho –, mães jovens que te cumprimentam todos os dias e vêm falar com você para matricular o filho; fotocópias – acrescentou, como se tivesse se lembrado só naquele instante – a dois centavos cada; telefonemas gratuitos; ganhar sempre, e digo *sempre*, no futebol durante os recreios; um computador tão lento que, nesse meio tempo, você pode fazer um milhão de outras coisas; estacionamento exclusivo; brinquedos sem uso que você leva para casa, para todos; bicicleta esquecida por anos que se torna a sua bicicleta empresarial. Todas essas coisas que, puxa vida, quem faz outros trabalhos nem imagina o que são.

– ...
– E você, trabalha em quê, Tommaso...
– Na verdade, eu sou Luca.
– Sim, claro, Luca. Qual seu trabalho, Luca?
– Advogado.
– Nossa! – disse papai, com o ar de alguém a quem pisaram no pé. – Sinto muito. E deve trabalhar por muito tempo ainda?

Bem, foi mais ou menos assim. Não que ser advogado seja um trabalho ruim, que fique claro. Em todo caso, o que mais me impressionou nesse episódio foi o poder extraordinário, salvífico, da ironia. Isso é o que eu deveria ter em mente, se decidisse fazer o meu tutorial: usar a ironia. Com carinho. Desmontando a ofensa, fazendo com que a pessoa em questão entendesse que a diversidade faz parte da vida, e que temos todos alguma síndrome, exatamente como disse Davide, o meu amigo Down dos pães doces. Comecei a pensar na possibilidade de fazer um vídeo para mostrar o quanto era complexo, maravilhoso e desconcertante meu irmão.

Também entendera, nesse meio tempo, que tinha que começar a tratar meu irmão com a mesma leveza e despreocupação com que tratava qualquer outra pessoa; que, se ele aprontasse uma das suas, não era proibido dizer, sei lá: "Você nem imagina o que o cretino do meu irmão aprontou!".

O problema era que, se eu dizia isso a Vittó, ele começava a rir, enquanto outros faziam caras escandalizadas, do tipo: "Como assim? Como você se atreve? Você chamou seu irmãozinho, com síndrome de Down, de cretino?

Sim, meu irmão tinha jogado meu celular na piscina. Que cretino! Meu irmão tinha roubado as moedas da minha carteira. Que cretino! Meu irmão tinha dito à sua amiga que eu era ruim de basquete. Que cretino! Sim, meu irmão podia ser cretino, e também um pouco metidinho, e espertinho, e as três coisas juntas. Ficar com raiva das pessoas a quem você quer bem significa amá-las. Quando consegui dizer que meu irmão era cretino, me senti realmente livre.

Uma noite, antes do jantar, estávamos na cozinha, mamãe, papai, Chiara, Alice e eu, enquanto Gió estava brincando na sala.

Olhei em volta e era como se tivesse voltado no tempo, para aquela tarde de dez anos antes, quando tinha descoberto o livro de capa azul com a palavra Down na capa. Papai estava comendo amêndoas também daquela vez. Mamãe não fatiava pimentões, mas abobrinhas. Alice mexia no celular e Chiara segurava uma xícara. Era inverno, fim de fevereiro. Das janelas penetrava em casa uma luz frágil de lampiões, daquelas que sugerem acender a lareira, assar castanhas e enrolar-se num cobertor.

– Hoje vi uma coisa muito bonita – disse mamãe, de repente.

Papai levantou a cabeça das amêndoas, como se tivesse percebido naquele instante que havia outras pessoas na cozinha. Alice continuou grudada no celular. Chiara virou o pescoço para ouvir melhor.

– O quê?

– Vi o Gió...

– Você o vê todos os dias.

– Não, quero dizer... fora da escola, estava olhando para ele, enquanto cumprimentava os colegas. Vocês já perceberam que cumprimenta todos, dos valentões aos primeiros da classe, e que tem um cumprimento diferente para cada um?

– Para dizer a verdade – eu disse –, parece-me que ele cumprimenta com mais afeto os valentões do que os primeiros da classe.

— Mas o que me impressionou — prosseguiu mamãe, como se eu não tivesse dito nada —, é que todos sorriem para ele. Pois é. Porque é um palhaço.

— Como daquela vez em que fomos na casa de repouso com a tia Federica — disse Alice —, e ele viu os idosos abatidos, pegou uma cesta, pôs na cabeça e começou a correr pela sala.

— Seja como for — comentou Chiara —, valentões ou não, a sua preferida, na escola, continua sendo a Giulia. Ele me disse que quer se casar com ela.

Alice endireitou a coluna.

— O Gió vai ficar chateado quando descobrir que não pode se casar.

— E por que não? — perguntou papai, continuando a pescar amêndoas da tigela.

— Como por que não?

— O que significa para ele casar-se? Pensem um pouco. Vestir-se com elegância e fazer uma festa. Quer dizer que, mais cedo ou mais tarde, nos vestiremos elegantes e daremos uma festa...

— E quando ele quiser ter um filho? Vamos lhe dar um boneco de presente? — continuou Alice.

— Bem, diremos a ele que não pode tê-los. Assim como Giacomo sabe que nunca poderá ser um jogador profissional de basquete, mesmo que seja a coisa que ele mais deseja.

— Até mesmo ajudá-lo a encontrar um trabalho vai ser complicado — eu disse.

— Eu poderia empregá-lo na minha farmácia — respondeu Chiara.

– Eu acho – disse mamãe – que precisamos, em primeiro lugar, calibrar nossas expectativas e conseguir ver sua vida com novos olhos. É uma questão de olhar.

– Sim.

– Pois é...

– *Yep*.

– *Crock* – concordou papai mastigando uma amêndoa.

"Olhar", pensei. Levantei-me e fui espiar Gió na sala. Estava brincando com os dinossauros. Fiquei em pé na penumbra da entrada. Nunca tinha parado para observar com atenção como ele brincava com os dinossauros. Pegava um por vez de uma pilha à sua esquerda, aproximava os olhos das patas, o fazia correr no lugar, rolar, saltar e, enfim, o jogava em um canto, onde, aos poucos, ia se formando um cemitério de animais pré-históricos. Depois recomeçava com outro dinossauro. Ele conhecia todos, sabia seu tamanho real, seu nome e onde viviam. Era o rei dos dinossauros, não havia dúvidas. Por que gostava tanto deles? Fechei os olhos e tentei ver aquilo que ele via: e, a certa altura, aconteceu. Ali estava: o *mesozoico*. Um lago perto televisão, as árvores entre os livros, a pradaria no lugar do tapete. Um diplódoco que comia as flores da mamãe no peitoril. Um pterodátilo voava sobre as nossas cabeças. Um estegossauro escondia-se atrás do sofá. E ele, Giovanni, estava mergulhado naquela magia. Pensei que, no fundo, era bom ficar no mesozoico. Permaneci ali não sei quanto tempo, porque ali o tempo não existia; podiam se passar vinte minutos como três dias, e era a mesma coisa. Tinha levado doze anos para ver o mundo com os olhos do meu irmão; e, juro para vocês, aquele mundo não era nada mau.

No dia seguinte, fui ao cemitério (o verdadeiro, não o dos dinossauros). Direita, esquerda, direita. Décima segunda fileira, sétimo lugar. Alfredo Colella, meu avô. Sentia muito que ele não tivesse visto o Giovanni crescer, entrar nas nossas vidas e transformá-las. Assim, de vez em quando, lhe escrevia uma carta, atualizando-o sobre os fatos mais importantes, e a deixava debaixo de uma pedra. Muitas vezes, naquelas cartas, contava coisas que não conseguiria contar a mais ninguém, elaborava pensamentos tão definidos e límpidos que conseguia expressar somente para ele.

Caro vovô Alfredo, como vai? Você não sabe o que está perdendo aqui embaixo. Você nem imagina no que está se transformando o Giovanni. O Giovanni é o movimento, a vontade, o sangue. Mas, sabe de uma coisa, vovô? É que às vezes acontece de eu pensar em sua morte. Até os super-heróis podem morrer, não? Há super-heróis onde você está? Ele ainda é pequeno, tem onze anos. A palavra morte parece tão distante que, usá-la na mesma frase em que aparece seu nome, é como colocar geleia na lasanha. Sabe, vovô, talvez você já soubesse, mas o Gió vai morrer antes de mim. Não é certeza, mas é provável: é provável que verei o caixão dele, como vi o seu, naquela sexta-feira.

Você tinha medo da morte? Não, não digo da sua: sei que você, no que lhe dizia respeito, não tinha medo de nada. Você me disse, uma vez, lembro bem: "Eu não tenho medo de nada!". Mas e o medo pela morte de alguém mais? Talvez da vovó Bruna. Você nunca teve medo de ficar sozinho?

Vai acontecer que Gió irá embora. E quando acontecer, vovô, eu ficarei feliz assim mesmo. E cada lágrima vai ser uma lembrança. Cada lembrança um sorriso. Sim, porque, como é possível não rir com ele? Se eu chorar, vovô, será para não rir demais. A questão é que ele não pode desaparecer. Essa é a questão. Não posso fazer nada. Gió já está no ar, na água, na terra e no fogo. Está no meio de nós. Dentro de nós.
Cada lugar por onde ele anda, muda irreversivelmente.
Quando ele não estiver mais aqui, uma coisa vai me deixar triste: que nem todo mundo pôde conhecê-lo. Se ele não estiver mais aqui, vou procurar sua sombra na Viale dei Castagni, como ele fazia. Se não estiver mais aqui, vou passar uma caneta sem ponta sobre os títulos de todos os seus livros. Se não estiver mais aqui, abraçarei cada pessoa, quem quer que seja, como ele fazia. Se não estiver mais aqui, vou dançar com seus dinossauros. E lá, no mesozoico, entre um diplódoco e um T-Rex, ele estará me esperando, para sempre.
Meu irmão. Que corre atrás dos dinossauros.

Do teu,
Jack

Você é igual, sim

Mas, nesse meio tempo, ainda havia uma porção de vida pela frente. Minha, dele, juntos. Sobretudo juntos. Sair por aí com Giovanni era o que mais me fazia feliz, era como andar com um dia de sol nos bolsos. Já não tinha medo do julgamento de quem quer que fosse, e estava aprendendo a não julgar muito depressa.

Comecei a tirar as etiquetas dos quadros e a observar somente as telas. Descobri que nem todas as garotas que escutavam Rihanna eram veganas e que podiam ser simpáticas como as outras. Nem mais, nem menos.

Chegou o período em que meu irmão se apaixonou, mas muito mesmo, por vídeos; todos os dias me perguntava se eu podia entrevistá-lo. Não sei por quê. Talvez por uma questão de autoestima, talvez porque gostasse, e só. O fato é que as entrevistas se tornavam cada vez mais surreais: descobria que tinha roubado o carro de certos políticos, que tinha sido espião da rainha da Inglaterra e que, havia dez anos, só comia sanduíches de macarrão. Para ele era uma diversão, mesmo, a ponto de rolar no chão de tanto rir; e já que sua risada é a mais contagiosa do mundo, eu também acabava morrendo de rir; e quanto mais aumentavam as risadas de *irmão e irmão*, mais a memória do iPad diminuía. Até o dia em que, prontos para um novo vídeo, os cabelos com gel, a camiseta vermelha preferida e o enésimo caso escabroso sobre si mesmo que já lhe sapateava na garganta, a desventura

se abateu sobre nós: descobrimos que já não havia nenhuma memória no iPad.
– Temos que apagar algumas – eu disse.
– O quê?
– Gravações. Temos que...
– Não – ele disse. – Nada de apagar.
– Não tem outra solução.
– Tem – afirmou.
– Qual?

Levou o dedo ao queixo e levantou os olhos para o teto, para refletir. E depois:
– Alice.
– Alice?
– Máquina.
– Não podemos pegar a máquina fotográfica da Alice. Você sabe como é apegada a ela, não empresta pra ninguém. Podemos usar o celular. O celular também faz filmes... – Sim, porque, depois do encontro com Moreno, diante do qual, como vão lembrar, tínhamos chegado desprevenidos, eu tinha conseguido um celular com câmera; pena que tinha pagado tão pouco por ele que a qualidade da imagem, em poucas palavras, era a mesma dos filmes antigos, daqueles que aparecem de vez em quando, dos arquivos do Istituto Luce. Sabem como é?

– Feios – disse o Giovanni, com a cara de alguém que acabou de engolir uma barata.
– E então?
– Roubar máquina Alice – disse, agachando como um ninja.

– Vamos roubar? Mas que droga de...

Nem deu tempo de acabar a frase e ele já tinha fugido escada acima. Corri atrás dele. Encontrei-o no corredor, de joelhos, espiando dentro do quarto de nossa irmã. Espichei--me também. Ela estava estudando na escrivaninha. "Está bem", pensei," por que não?"

– Eis o que faremos – disse a Gió. – Eu entro e a distraio, e você entra bem agachadinho atrás de mim e pega a máquina, ok? Está lá atrás. Está vendo? – apontei-a. – No meio daquelas caixas.

– Ladrões – disse Gió, vibrando de entusiasmo.

– Como Bonnie e Clyde – eu disse. – Como Frank e Jesse James.

Gió concordou, empolgado, sem saber do que eu estava falando.

– Entendeu?

Concordou de novo.

– Então eu vou.

– Eu gosto ladrão – disse, com uma risadinha marota.

Na porta do quarto da Alice, destacava-se a frase: "Eles riem de nós porque somos diferentes, e nós vamos rir deles porque são todos iguais". Nas paredes, fotos de Steve McCurry, o fotógrafo da *National Geographic*, aquele da garota afegã com os olhos verdes.

Entrei e disse:

– Ei!

Alice repetiu:

– Ei! – sem mover um músculo, mergulhada na leitura.

Ajeitei-me de maneira que Gió pudesse deslizar por trás de mim, sem ser visto.
– O que você quer? – ela disse.
Então, o que eu queria mesmo?
– Você tem parafina?
Alice girou o pescoço de modo imperceptível; as pupilas saltaram no canto dos olhos, o suficiente para me fazer entrar no seu campo visual.
– O quê?
– Parafina. Tenho de construir um barquinho que não afunde.
– Giacomo, eu nem sei o que é parafina. Porque eu deveria ter parafina aqui?
Com o rabo do olho tentei entender se Giovanni tinha entrado, mas não o vi.
– Tem razão – disse a Alice. – Que tonto. Por que você deveria ter parafina? Escuta... você viu minha bola de basquete? Minhas meias verdes? Tem alguma ideia do que dar ao papai em seu aniversário?
Alice deslocou-se na cadeira para me ver melhor:
– Mas que diabos você está dizendo?
Àquela altura, não sabendo mais o que fazer, me voltei:
– Giovanni, mas que droga...
Giovanni estava no chão, no corredor e ria.
– O que vocês estão fazendo – perguntou Alice.
Giovanni levantou-se de repente, entrou no quarto e disse:
– Com licença, oi, Alice. Eu e Jack ladrões. Nós pegamos máquina vídeo. Você vira e não vê. Quieta, faz de conta que não viu nada. Olha lá. Obrigado. Tchau.

– O quê...?

Cruzou o quarto e pegou a máquina.

– Ei – disse Alice, depois olhou para mim. – Então?

– Não, nada, sabe – balbuciei –, é que a memória do iPad está cheia, e o Giovanni não quer apagar os vídeos velhos, e temos que fazer um novo...

– Um novo?

– É.

– Qual?

– Uma entrevista de trabalho.

Alice olhou-me como se eu fosse louco.

Eu disse:

– Giovanni gostou dessa coisa de entrevistas e prometi que íamos fazer uma entrevista de trabalho. Mas benfeita, profissional.

– E aí?

– Escritório, secretária, sala de espera e assim por diante.

– E onde vocês vão achar um escritório, uma secretária, uma sala de espera e assim por diante?

– No pai do Alberto.

– O tabelião?

– Isso.

Gió, enquanto isso, bem quietinho, além da máquina fotográfica, tinha se apoderado do tripé e até de uma caixinha com o necessário para maquiagem.

– Então – eu disse – será que, *por acaso*, você faria a gentileza de nos emprestar...

– ... a máquina fotográfica, o tripé e a maquiagem necessária?

— Isso — sorri — essas coisas mesmo.

Alice olhou para mim, depois para Giovanni, depois de novo para mim, depois de novo para Giovanni. Dava para ler a indecisão em seus olhos.

— Tá bom — disse, por fim. — Desde que tomem cuidado — e as palavras saltitavam para fora de sua boca uma a uma, feito bexigas.

— "Desde que tomem cuidado" quer dizer sim?

Alice voltou a mergulhar o olhar no livro.

— Quer dizer sim, desde que tomem cuidado.

— Mais do que cuidado — eu disse.

— Cuidado — disse Alice, sem me olhar — do tipo, se por acaso acontecer algo com minha máquina, o seu computador vai pagar o pato, voando pela janela? Cuidado assim?

— Que meu corpo se cubra de feridas — eu disse, beijando meus indicadores cruzados, em sinal de juramento.

— Podem ir.

— Agradeça a Alice — disse a Giovanni.

— Obrigado, Alice — ele disse.

Saímos do quarto andando para trás, praticamente em reverência. Entramos em nosso quarto.

— Ladrões muito bons! — exclamou Giovanni.

— Sei — eu disse.

Giovanni apoiou o "roubo" na cama e parou para observar o armário. Pôs o dedo na altura da têmpora, sinal de grande intuição. Para Giovanni, as ideias normais vêm com a ponta do indicador no queixo (ideias como: responder sim ou não, decidir se vai jogar no porão ou na sala, se come antes o frango ou o purê), enquanto as outras, as prodigiosas, chegam com a ponta do indicador na têmpora. E se tem mais de uma ideia prodigiosa por dia, quer dizer que é um dia prodigioso, e naquela manhã já tinha tido a ideia de usar a impressora para tirar uma cópia da mão, da boca, da face e de outras partes do corpo não identificáveis. Agora, a segunda grande ideia: colocar o paletó.

– Paletó! – exclamou e escancarou a porta do armário para procurá-lo, jogando tudo para fora.

Entendi, porque, para a entrevista, ele queria se vestir com elegância.

– Com o paletó, você precisa também de uma camisa branca – eu disse.

– *Gavata boboleta* – ele disse.

– Claro, "gravata borboleta".

Não tínhamos as ideias claras sobre o que fazer, mas eu sabia que o tempo gasto com Giovanni rodando um vídeo seria, para mim, um tempo precioso: dedicado a construir memórias.

Eu e ele unidos, produzindo histórias.

Eu e ele unidos *na* história.

Eu e ele emoldurados pela tela, para sempre: o espaço do possível e do impossível.

Ora, qual foi a ordem em que rodamos as cenas? Fomos antes nos bombeiros? Antes no escritório do pai de Alberto, depois na casa de repouso? Já não saberia dizer. Sei, com certeza, que as filmagens duraram três dias, porque lembro as horas de estudo perdidas e a péssima nota em Matemática que veio a seguir. Em todo caso, nada foi conforme os planos. E isso trouxe mais diversão. Foi um pouco como pegar um pneu gigante, entrar nele e rolar colina abaixo. Isto é, não exatamente um pneu, mas um pouco mais: o velho Ford Fiesta da vovó Bruna, com o qual nos deslocamos de um *set* para o outro por toda Castelfranco, que não é lá grande coisa: imaginem dar umas cinco ou seis voltas num campo de futebol. Eu, com a carta de motorista novinha em folha, ao volante; ele, com o capacete da bicicleta (sim, ele usa o capacete da bicicleta também no carro), à minha direita. No banco de trás, nossa equipe cinematográfica: Sapo, o sapo, a enciclopédia de dinossauros, o tripé, uma roupa para troca, refrigerante, um pacote de batatinhas e uma maleta cheia de bichinhos de pelúcia.

Como sempre, quando está viajando, não importa se por pouco tempo, Giovanni encheu-se de entusiasmo. A sua felicidade inchou até explodir, tipo gêiser. Punha a cabeça para fora da janela do carro, a língua para fora da boca, como se quisesse engolir cada molécula de oxigênio do planeta, e levantava os braços como se estivéssemos correndo em velocidades estratosféricas em montanhas-russas, mas, na verdade, nunca ultrapassávamos os trinta quilômetros por hora. Enquanto isso, cantávamos juntos, a plenos pulmões, *Mica Van Gogh*, de Caparezza. E voávamos. Essa era a sensação.

Os bombeiros deixaram-no sentar no lugar do motorista do caminhão e ele fingiu partir para uma emergência com o capacete e vestindo o uniforme. No shopping center, fizemos uma competição, várias vezes, de quem chegava primeiro: ele, no *elevador*; eu, nas *escadas*.

No pai do Alberto, entrou em salas onde estavam acontecendo reuniões e contratos eram assinados, mostrando a todos sua maleta cheia de bichinhos. Nesse escritório, escolhida uma sala onde não poderíamos causar muitos estragos, paramos por... mais de vinte minutos. Fiz algumas perguntas estranhas, um pouco porque eu as tinha preparado, um pouco porque queria fazê-las havia muito tempo, um pouco porque me vinham à cabeça. Ele me deu respostas estranhas, um pouco porque eu o tinha obrigado (para isso serviam as batatinhas), um pouco porque não queria me dar satisfações, um pouco porque não entendia. Porém, quando eu ficava travado e não sabia como ir adiante, ele improvisava, e quando ele travava, bem, então eu resolvia. A gente se entendia por instinto, como dois guepardos caçando juntos.

Depois *spack frush snap*, e íamos embora de novo, Ford Fiesta e música no máximo.

Na casa de Antônio, um amigo de Gió, jogamos basquete. Tive que esperar muito, mas, no fim, consegui filmar uma cesta dele.

Na rua, deixei-o ir à frente, enquanto eu, com a máquina digital, procurava colher a poesia de seus movimentos. Caminhava pela rua como se estivesse indo para o trabalho, olhava os muros em vez de vitrines, chutava as latas de lixo, de vez em quando tocava alguma campainha. Na casa de repouso, jogou balas aos idosos e empurrou com força suas cadeiras de rodas. Mais de uma vez tive de correr atrás dele, porque talvez tivesse lhe dito para correr, mas não tinha especificado até onde, e ele não parava mais.

Acompanhei-o até a escola e pedi permissão à professora para fazer tomadas na classe; sabia o quanto os colegas lhe queriam bem, e eu queria registrar aquele bem todo no vídeo. Pedi a Gió para escrever algo na lousa, assim a cena pareceria mais real. Escreveu: 6 = 6. A classe caiu na risada, eu também, e também a professora. Ele pensou ter errado as contas, sentiu-se no dever de mudar algo e acrescentou: – 100. Seis é igual a seis menos cem. É isso, ele tinha escrito uma coisa certa e nós, rindo, o tínhamos levado ao erro.

Em casa, continuei a segui-lo, procurando descobrir o segredo de seu dia a dia: os pequenos gestos, as pequenas manias, as atenções para com cada um de nós. Havia magia em tudo o que ele fazia, e entendi que eu passaria o resto da minha vida tentando capturá-la.

Não sei quantas horas tínhamos filmado, no fim. Muitas, com certeza.

Em 20 de março de 2015, um dia antes do Dia Mundial da Síndrome de Down, às nove da noite, estava diante de meu velho computador. Estava editando o vídeo. Um dos cursos que fiz no primeiro ano do Ensino Médio foi de cinema, do qual me lembro pouco ou nada, a não ser uma frase dita pelo rapaz que dava o curso, um pau de virar tripa com cabelo rastafári: "Muitas vezes são os erros e as casualidades que tornam os filmes especiais". Revendo o que tinha filmado com Gió, bem, suspeitava que era isso mesmo. Mais do que aquilo que tínhamos previsto ou planejado, tinha sido a espontaneidade de Gió, sua incapacidade de representar, de fingir ser outro que não ele mesmo, que tornava algumas passagens extraordinárias. Além disso, eu tinha feito uma série de erros absurdos, do tipo, nas tomadas, deixar meu reflexo nos vidros, as cores e o balanceamento do branco estavam errados, o enquadramento tremia, os primeiros planos estavam desfocados e assim por diante. E mesmo assim, nem me passava pela cabeça refazer algumas cenas: os erros fazem parte da nossa vida e, como dizia o cara de rastafári, certas cenas, como a de Gió correndo de mim, ao pôr do sol, numa praça deserta, bem, cenas como essas, nem teria me ocorrido escrevê-las. Mas, naquela fuga de Gió, tinha tudo: toda minha esperança, cada grama do meu medo.

Em casa, dormiam.

Mamãe e papai. Alice e Chiara. E também Gió, na cama do lado da minha. Tinha colocado os fones de ouvido para não perturbá-lo. No nosso quarto irradiava a luz azulada da tela do monitor.

Decidi descer na cozinha para tomar uma laranjada. Saí no corredor, a casa estava escura e silenciosa. De repente, surgiu nítida a imagem de um menino de cinco anos correndo escada acima, segurando um guepardo de pelúcia: o menino passou ao meu lado, olhou-me, sorriu e entrou no meu quarto. Fiz de conta que não era nada e desci na ponta dos pés.

Na soleira da cozinha, parei um instante. Sentia o eco do susto que tomamos no dia em que Gió sufocou com a salsicha. Abri a geladeira para pegar a laranjada e saíram dela as risadas que a comida, em nossa casa, sempre trouxe consigo. Das cadeiras se ouviam as histórias que nós crianças contávamos. Da sala chegava a voz dos nossos avós. Do porão subiam a melodia de *Little John*, o meu receio que Brune e Scar vissem Giovanni e o meu alívio depois que tinham se encontrado. O telefone me falava de Arianna e agora, no ar, percebia seu perfume. E sentia uma dor no peito. E estava feliz.

Voltei para o quarto e retomei a edição. Ajustei a trilha sonora. Decidi o título: *The Simple Interview*.

Quando voltei a olhar, eram quatro horas, mas estava sem sono: havia uma alegria sutil que me mantinha acordado. O vídeo estava terminado e me parecia que, melhor que isso, realmente, não saberia fazer. Se eu fosse mexer mais, arriscaria piorar as coisas. Faltava só um *click* para compartilhá-lo no YouTube.

Chegou-me aos ouvidos a voz de Gió. Voltei-me. Estava dormindo.

– Giacomo, Giacomo... – dizia sua voz. – É você?

– Claro que sou eu.

Era como daquela vez, quando crianças, daquela vez na cama de nossos pais, quando a mesma voz murmurara: "Entendo tudo o que vocês dizem, podem falar de mim, contanto que falem".

– O que há?

– Fique tranquilo.

– Estou tranquilo.

– Quando precisar de um pouco de força, eu estarei ao seu lado, você sabe, não é? Tenho toda força necessária. Tenho para mim e para você.

– Sim, eu sei.

– ...

– Giovanni...

– O que é?

– Obrigado.

Não respondeu. Moveu as pernas sob os lençóis e sorriu no sono.

Olhei em volta. Nosso quarto, nos últimos tempos, tinha mudado: não havia mais a minha metade com os pôsteres das bandas e a dele com os dinossauros. Tinha dinossauros no meu criado-mudo e Anthony Kiedis do lado da sua cama. Os livros estavam misturados. Ele tinha me dado algumas figurinhas de presente, eu tinha lhe dado alguns adesivos. Entre os CDs, havia muitos de fábulas sonoras.

Meu olhar caiu numa foto pendurada no mural, uma velha foto de família com papai, mamãe, Alice, Chiara e eu. Junto de nós, havia um homenzinho estilizado com uma cara redonda e um sorriso de orelha a orelha; nas costas tinha um manto de super-herói. Doze anos tinham-se passado desde quando eu o desenhara.

Peguei um pincel atômico do porta-lápis na escrivaninha e desenhei o mesmo sorriso do homenzinho também nos nossos rostos: no meu, no das minhas irmãs e no dos meus pais.

Agora eu podia dar *upload* no vídeo.

Alguns dias depois, não esperávamos por isso, muitas pessoas tinham visto o *The Simple Interview*, muitas mesmo, até fora da Itália. Depois, o rosto de Giovanni foi parar nas primeiras páginas dos jornais. Isso, porém, não me surpreendeu, no fundo acontece sempre, com os super-heróis.

AGRADECIMENTOS

Em primeiro lugar, de coração, instinto e cabeça, agradeço a Fabio Geda por ter sido meu tutor, acompanhando-me socraticamente na busca da maneira, do estilo e das palavras para contar esta história. Sem ele, o quadro teria o desenho preparatório, mas faltariam cor, *nuances*, jogos de luz, que ele soube sabiamente captar. E, em particular, agradeço por ter-me revelado a existência da palavra *exergo*, termo quase esquecido hoje em dia, mas fundamental para a compreensão do mundo e das aventuras humanas cotidianas. Fabio, agora, mais que qualquer outra coisa, é meu amigo.

Agradeço também a Francesco Colombo, meu editor, por ter-me ensinado que, dentro de cada pessoa, há um mundo incrível e que, apesar de eu nunca ter feito um assalto (não considero como tal os pequenos furtos escolares de peças de vestiário esquecidas) nem cometido homicídio, e apesar de minha história ser simples, ainda assim tinha algo único. Neste último ano, por telefone, Francesco começava sempre com perguntas sobre a escola, sobre o clima em Castelfranco, ou então sobre qualquer coisa, e, de repente, quando eu já estava relaxando, interrompia o diálogo e perguntava: "Como anda o livro?". Assim, eu me via desnorteado. Isso, no entanto, não me impediu de arranjar, a cada vez, uma desculpa "plausível" para o atraso: como todo estudante do Ensino Médio, sou bem treinado em justificativas. Francesco também é, agora, meu amigo. Agradeço a meus pais, primeiramente por ter criado o verdadeiro protagonista destas páginas, Gió, e por ter-lhe garantido que, mesmo que o livro não venda milhões de cópias e, portanto, não recupere os danos econômicos que ele causou nos primeiros treze anos da sua existência, não será um problema, e continuarão a amá-lo do mesmo jeito. Além disso, se eu tivesse que escrever agradecimentos por tudo o que me deram, além de meu irmão, bem, o livro que vocês leram poderia ser, no máximo, a introdução.

Faço questão também de destacar a importância que os amigos tiveram e têm na minha vida e na de meu irmão, e peço desculpas àqueles que não pude citar. Sem o apoio de todas as pessoas que nos querem bem, nunca teria encontrado a força para expor-me com um vídeo e depois com um livro. Não vou fazer aqui uma lista porque, distraído como sou, esqueceria alguém e pioraria ainda mais as coisas. Em todo caso, quem, ao ler estas linhas, se sentiu de algum modo mencionado e teve a sensação de uma leve pressão no ponto mais alto do pulmão esquerdo, pode acrescentar o próprio nome a caneta, no fim da página.

Quero, ainda, lembrar as pessoas que estiveram, estão e estarão perto de Gió: os professores, os colegas de classe e todos aqueles que se deixaram incendiar pelo seu fogo e têm tido a doçura de protegê-lo nos momentos difíceis. É também graças a eles que Giovanni é o que é.

A Gió, por outro lado, não agradeço. Já falei bastante dele nas páginas deste livro e está na hora de começar a pensar em outras coisas, do tipo em uma garota, na escolha da universidade, nos *shows*, nas festas ou até mesmo em um trabalho, porque não acredito que possa sobreviver por mais tempo à base de batatas fritas e refrigerante, como meu irmão gostaria. Porém, atendendo a um pedido seu, coloco aqui embaixo o desenho de um dinossauro, precisamente de um T-Rex (inclusive, com a esperança de que, um dia, eu possa convencê-lo a ler este livro); Gió explicou-me que se trata de um raríssimo (único, creio) exemplar de T-Rex herbívoro. Digo isso para os que não conseguirem deduzi-lo pela imagem.

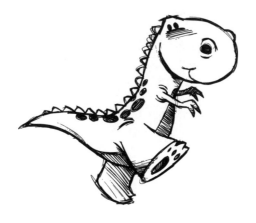

Afinal, não existem livros sobre dinossauros sem ilustrações de dinossauros.

NOTAS AO TEXTO

Os versos às pp. 83 foram tirados da canção *Slow Cheetah*, interpretada pelo Red Hot Chili Peppers. Texto e música de Michael Balzary, John Frusciante, Anthony Kiedis, Chad Smith. Tirada do álbum Stadium Arcadium, 2006.

Os versos às pp. 127 foram tirados da canção *Scar Tissue*, interpretada pelo Red Hot Chili Peppers. Texto e música de Michael Balzary, John Frusciante, Anthony Kiedis, Chad Smith. Tirada do álbum Californication, 1999.

A ilustração à p. 215 é de ©MisterElements/DepositPhotos

Paulinas